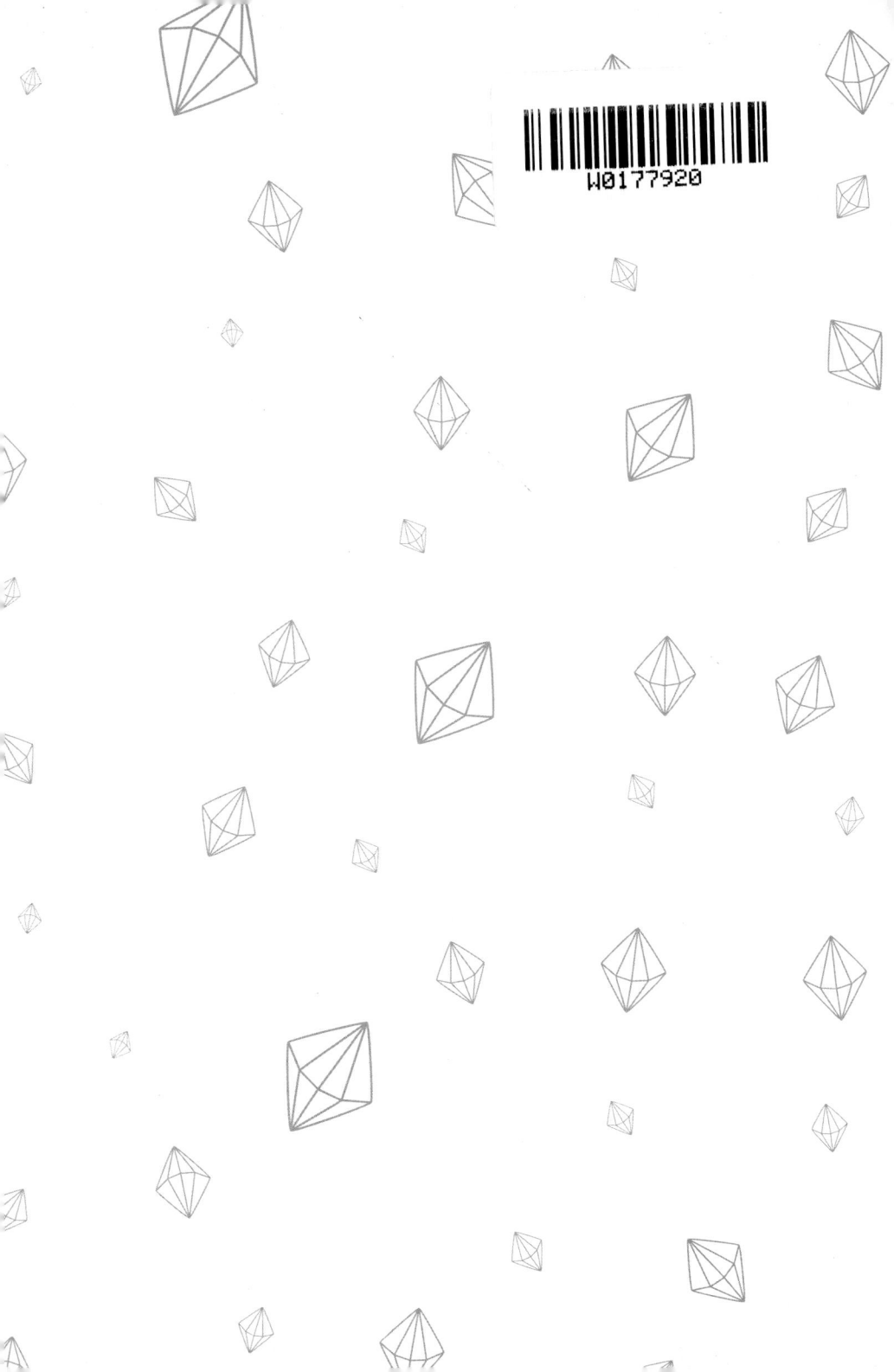

W0177920

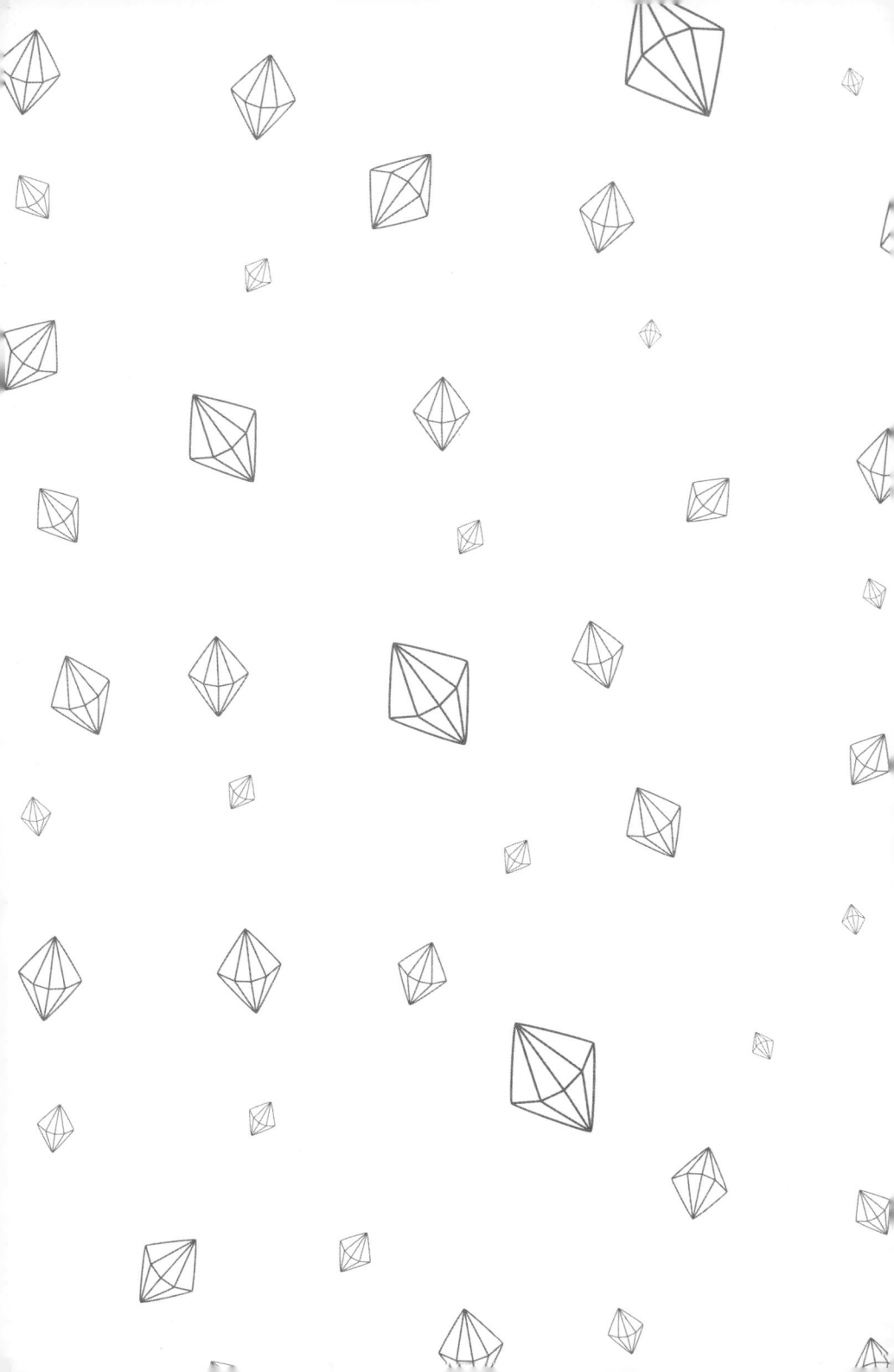

MÉLODY MOLINS
Directrice et fondatrice
de l'Institut Hildegardien

Hildegarde
Et les pierres

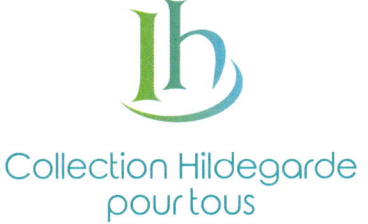

Collection Hildegarde
pour tous

Remerciements

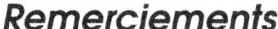

Je remercie le Dr Wighard Strehlow pour ses recherches sur les pierres d'Hildegarde.

C'est grâce à lui que j'ai pu découvrir cet univers passionnant, me l'approprier par l'expérimentation et enfin le partager avec mes lecteurs.

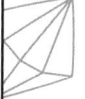

Je tiens également à remercier Anne-Marie, gemmologue, pour sa précieuse relecture.

Sommaire

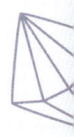

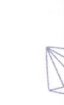

Partie 3 : Mes tableaux pratiques pour trouver de suite le bon conseil !

Conclusion

Présentation de l'auteure

Mélody Molins s'intéresse à l'approche d'Hildegarde de Bingen depuis le milieu des années 90. C'est en découvrant un ouvrage de Daniel Maurin qu'elle va s'intéresser à ce mode de vie inédit ! Très vite, elle va mettre en pratique ces principes de base à travers la cuisine !

Plus tard, des études de naturopathie à la Faculté Libre de Médecines Naturelles et d'Ethnomédecine de Paris, puis le diplôme de Heilpraktikerin en Allemagne, l'amèneront à découvrir de nombreuses techniques naturelles !

Elle se forme aussi auprès du Dr Wighard Strehlow (spécialiste allemand reconnu au niveau international pour sa recherche et le développement des produits selon Hildegarde de Bingen) mais également auprès du Dr Van Hecken (spécialiste belge).

En 2006, elle s'installe pour conseiller les produits d'Hildegarde de Bingen et commence petit à petit à donner des formations. C'est ainsi qu'elle fonde le premier centre francophone appelé « Institut Hildegardien ».

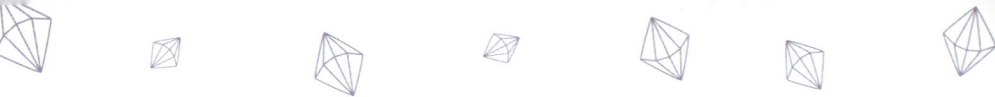

Aujourd'hui, le centre dispense des formations pour les professionnels (médecins et professions paramédicales), les particuliers, ou encore pour celles et ceux qui ont comme projet une reconversion professionnelle dans le domaine de la naturopathie.

C'est pourquoi, convaincue par cet enseignement, elle souhaite partager ses connaissances avec le plus grand nombre. Ses livres s'adressent aux lecteurs d'une façon simple et accessible afin que chacun puisse profiter au quotidien des bienfaits de cette méthode unique !

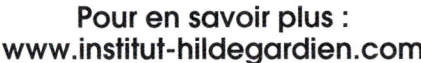

Pour en savoir plus :
www.institut-hildegardien.com

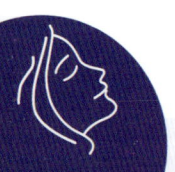

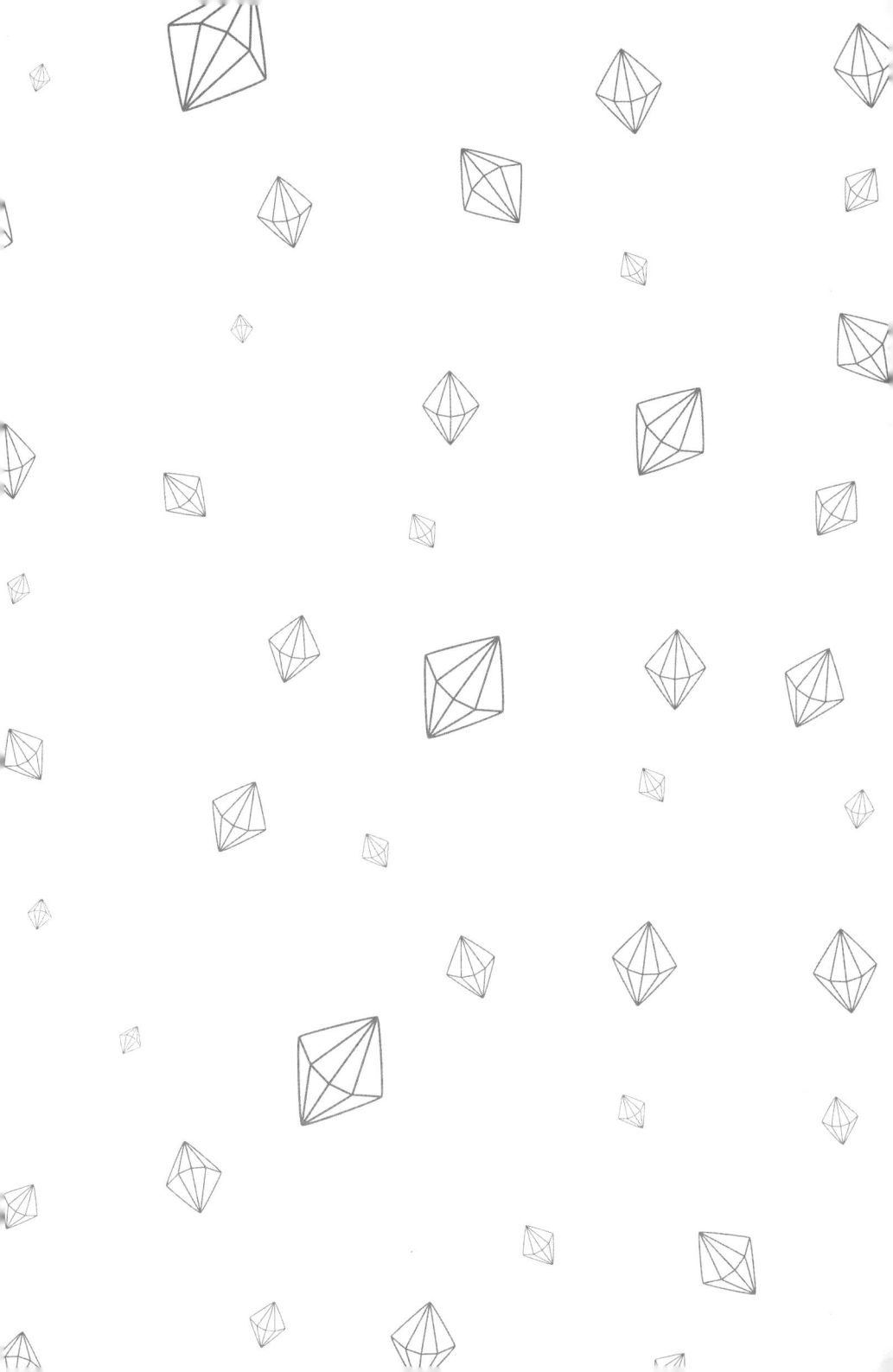

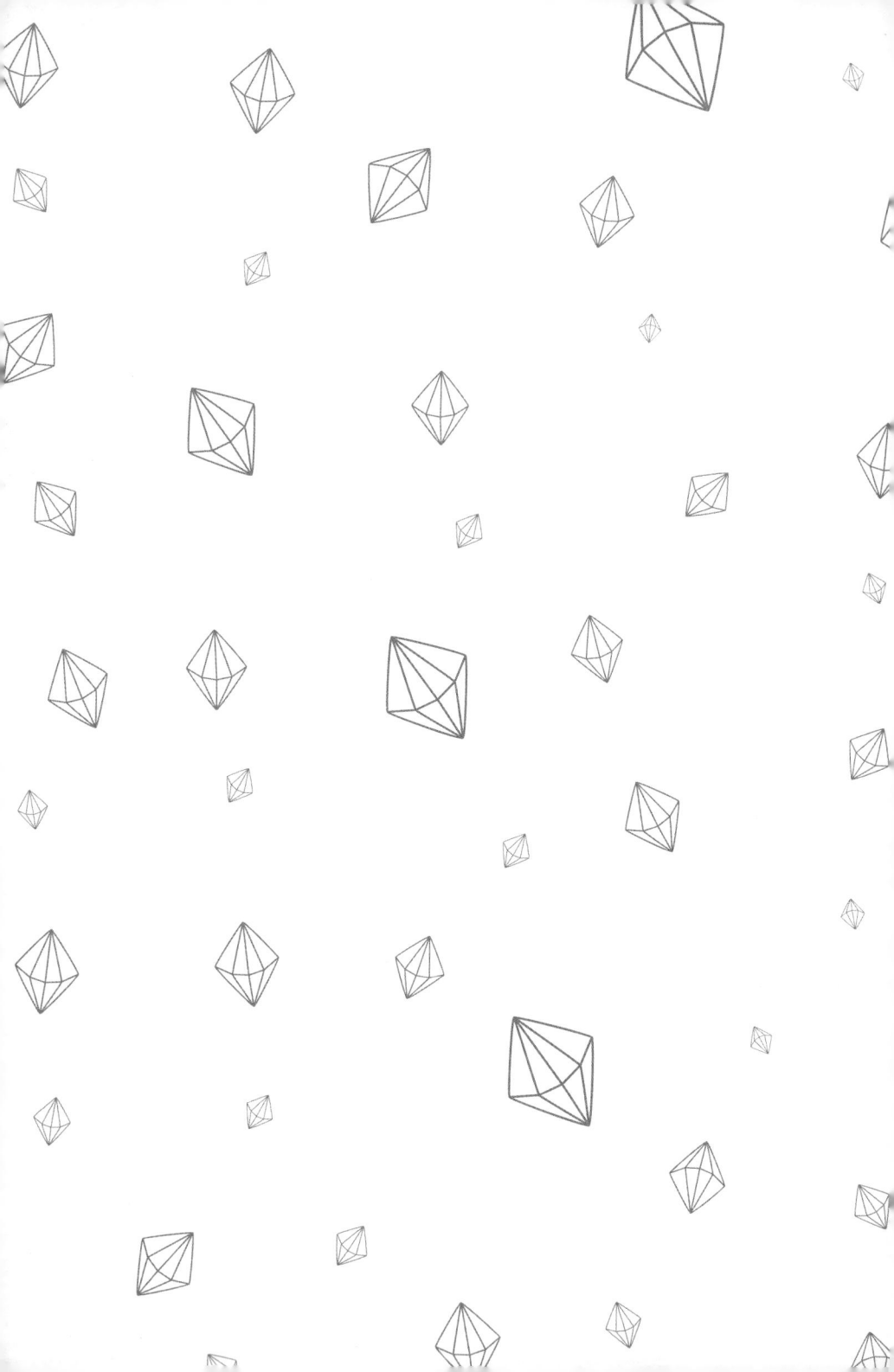

Introduction

Une découverte unique de l'approche d'Hildegarde de Bingen à travers une immersion totale afin de s'approprier l'utilisation des pierres au quotidien ! C'est parti pour un voyage au cœur d'un monde mystérieux !

- Quelle pierre choisir ?

- Comment la reconnaître et l'utiliser ?

- Pour quels usages ?

Des fiches pratiques incluant recettes et spécificités vous permettront de créer facilement votre trousse familiale pour gérer en autonomie les petits inconforts du quotidien.

Dans la même collection,
à découvrir aux éditions IH :

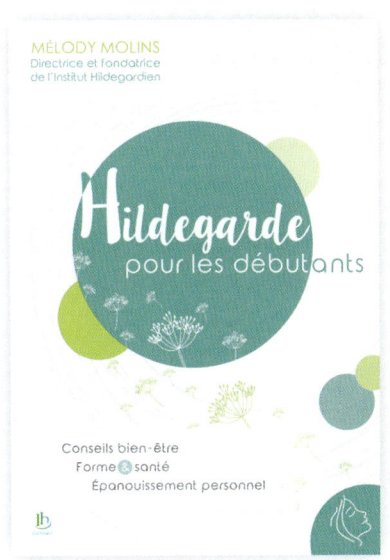

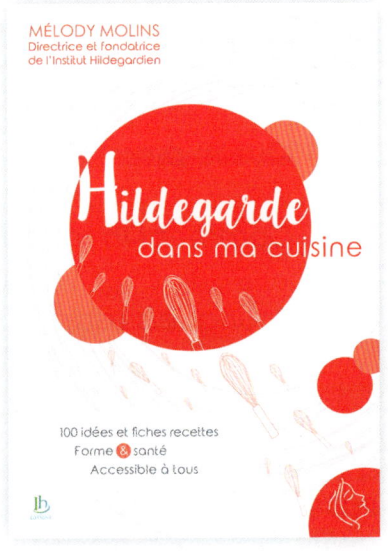

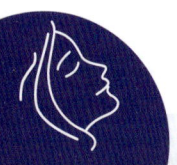

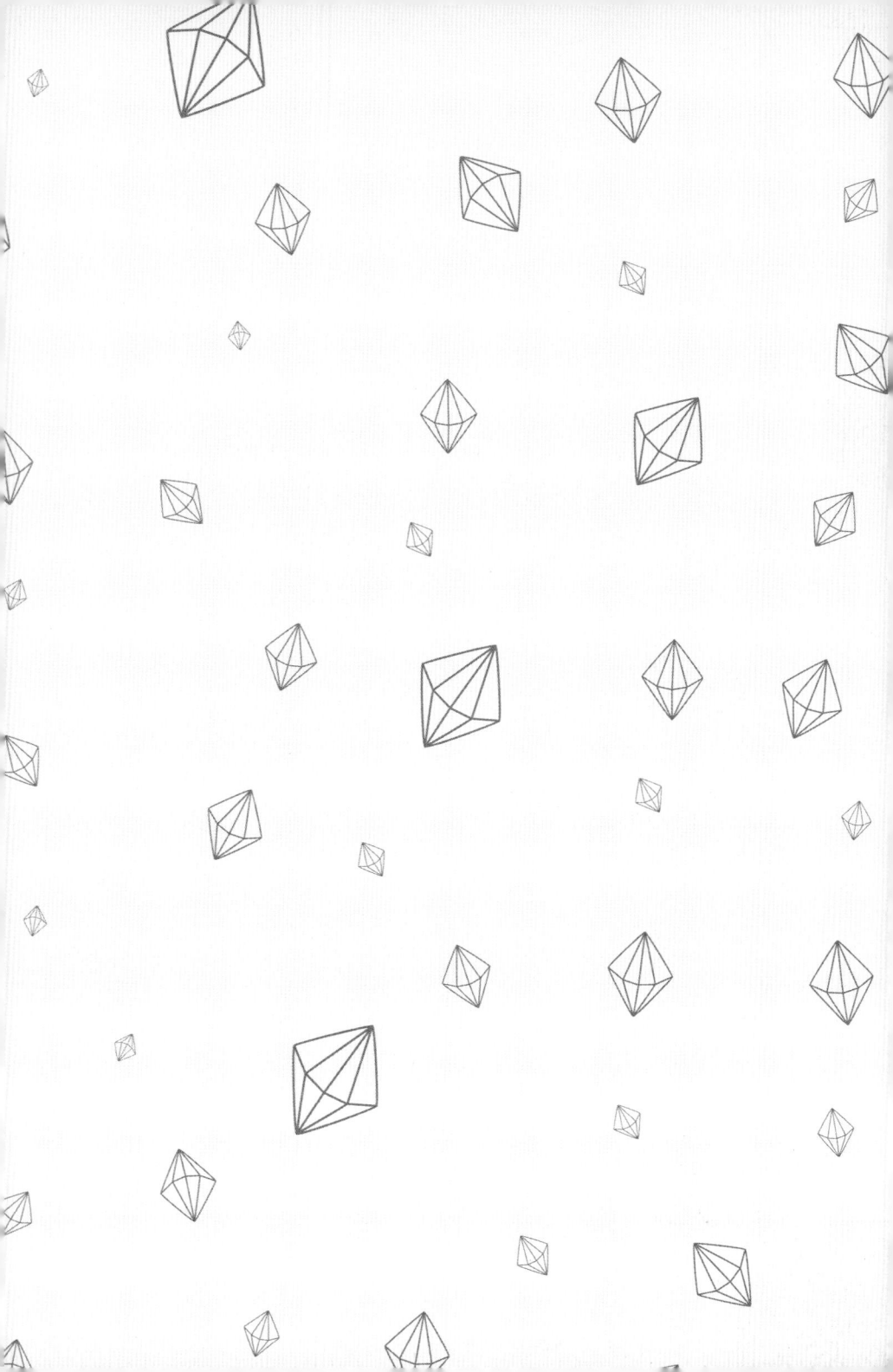

Partie 1

Je découvre les pierres selon Hildegarde de Bingen

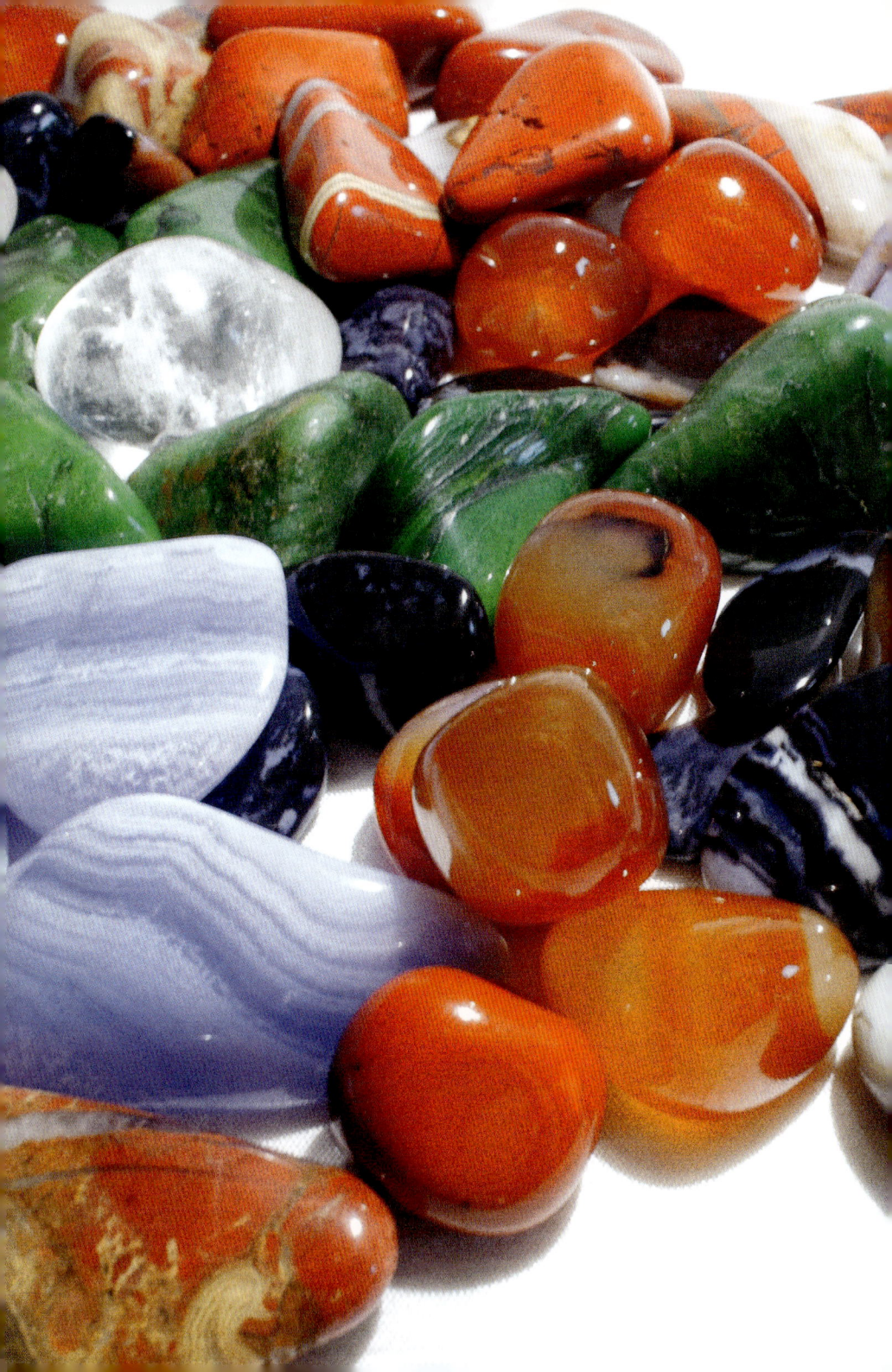

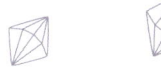

1 La provenance des pierres

Hildegarde de Bingen nous invite à voyager au sens propre comme au sens figuré…

Les pierres dont elle nous parle viennent du monde entier : Amérique du Nord et Amérique du Sud, Madagascar, Inde, Australie, Russie, Namibie, Zambie, Nigéria… Sans aller aussi loin, il y a aussi quelques gisements en Europe (France, Allemagne, Autriche, Suisse, Sicile)… Un voyage autour du globe, mais aussi un voyage au cœur d'un monde un peu mystérieux dans lequel on entre sur la pointe des pieds…

Quelle que soit l'origine de la pierre, il faut surtout se concentrer sur sa pureté et son authenticité.

VOYAGE AUTOUR DU MONDE

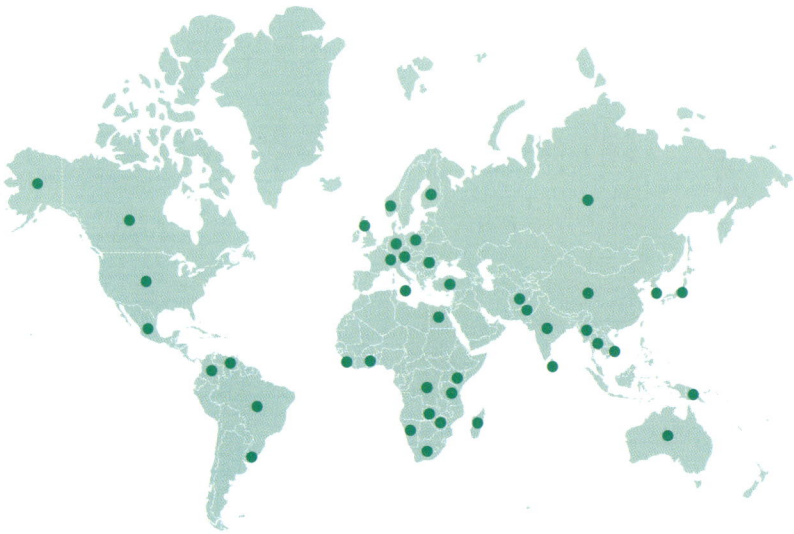

- Allemagne
- Autriche
- Brésil
- Venezuela
- Etats-Unis
- Roumanie
- Zambie
- Afghanistan
- Turquie
- Corée du Sud
- Namibie
- Chine
- Inde
- Egypte
- Madagascar

- Mexique
- Uruguay
- Russie
- Myanmar
- Pologne
- Australie
- Japon
- Afrique du Sud
- Tanzanie
- Ghana
- République démocratique du Congo
- Colombie
- Norvège
- Zimbabwe

- Thaïlande
- Canada
- Pakistan
- Vietnam
- Sierra Leone
- Suisse
- Finlande
- Ecosse
- Sicile
- Kenya
- Sri Lanka
- Papouasie
- Nouvelle-Guinée
- Alaska

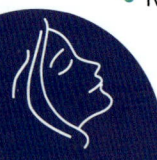

2 Hildegarde de Bingen nous partage un nouveau savoir !

Hildegarde de Bingen nous a transmis un savoir nouveau dans le sens où ses écrits sont uniques.

On ne retrouve pas son enseignement en lithothérapie classique, bien que certaines indications soient semblables selon les pierres. Les recettes décrites par Hildegarde de Bingen, quant à elles, sont uniques au monde !

Il y a 850 ans, elle a développé un traité extraordinaire, en particulier dans son œuvre sur les pierres, appelée *Liber Lapidarum*. Ce livre s'en inspire complètement, tout en remettant les recettes dans le contexte du XXIe siècle, afin d'en faciliter l'usage…

C'est grâce au Dr Hertzka, dans les années 1950, que ses écrits ont été redécouverts et dépoussiérés. Un de ses élèves, le Dr Wighard Strehlow (référent international) continuera à expérimenter les bienfaits de son incroyable

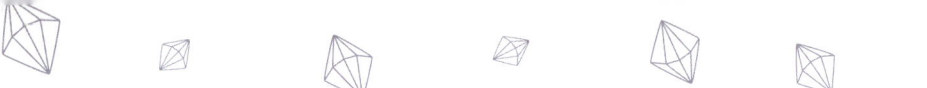

enseignement, que l'on appelle aujourd'hui « l'approche selon Hildegarde de Bingen ».

Cela englobe l'ensemble de son œuvre, aussi bien l'alimentation, les préparations naturelles, les pierres, les enveloppements, le sauna, la détox, etc.

Aujourd'hui, l'usage des pierres est souvent associé à des pratiques ésotériques. Dans l'approche développée par Hildegarde de Bingen, on peut utiliser ses recettes sans forcément appartenir à un courant philosophique ou religieux.

Hildegarde de Bingen, encore appelée « Sainte Hildegarde », était très en avance sur son époque et avait à cœur de respecter les croyances personnelles de chacun. Néanmoins, en tant qu'abbesse, elle nous livre quelques recettes, accompagnées de prières, que l'on peut retrouver dans le livre de Wighard Strehlow. Nous avons fait le choix ici de rester pratique et synthétique, pour aller à l'essentiel.

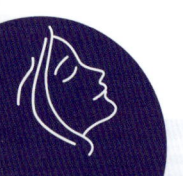

3 Apprendre à reconnaître les pierres

Pour bien utiliser les pierres, il faut certes les acheter de bonne qualité, mais il faut avant tout apprendre à les reconnaître avec certitude…

A titre d'exemple, il y a plusieurs pierres de couleur verte : il faut distinguer l'émeraude de la chrysoprase ou encore de la chrysolithe…

Pour reconnaître une pierre, il faut étudier la couleur, la transparence et l'éclat, ainsi que la dureté. Le mieux est d'acheter un coffret de pierres avec les noms et replacer toujours les pierres au bon endroit. On peut aussi mettre le collier ou la pierre dans un sachet avec le nom dessus, ainsi il n'y a pas de risque d'erreur.

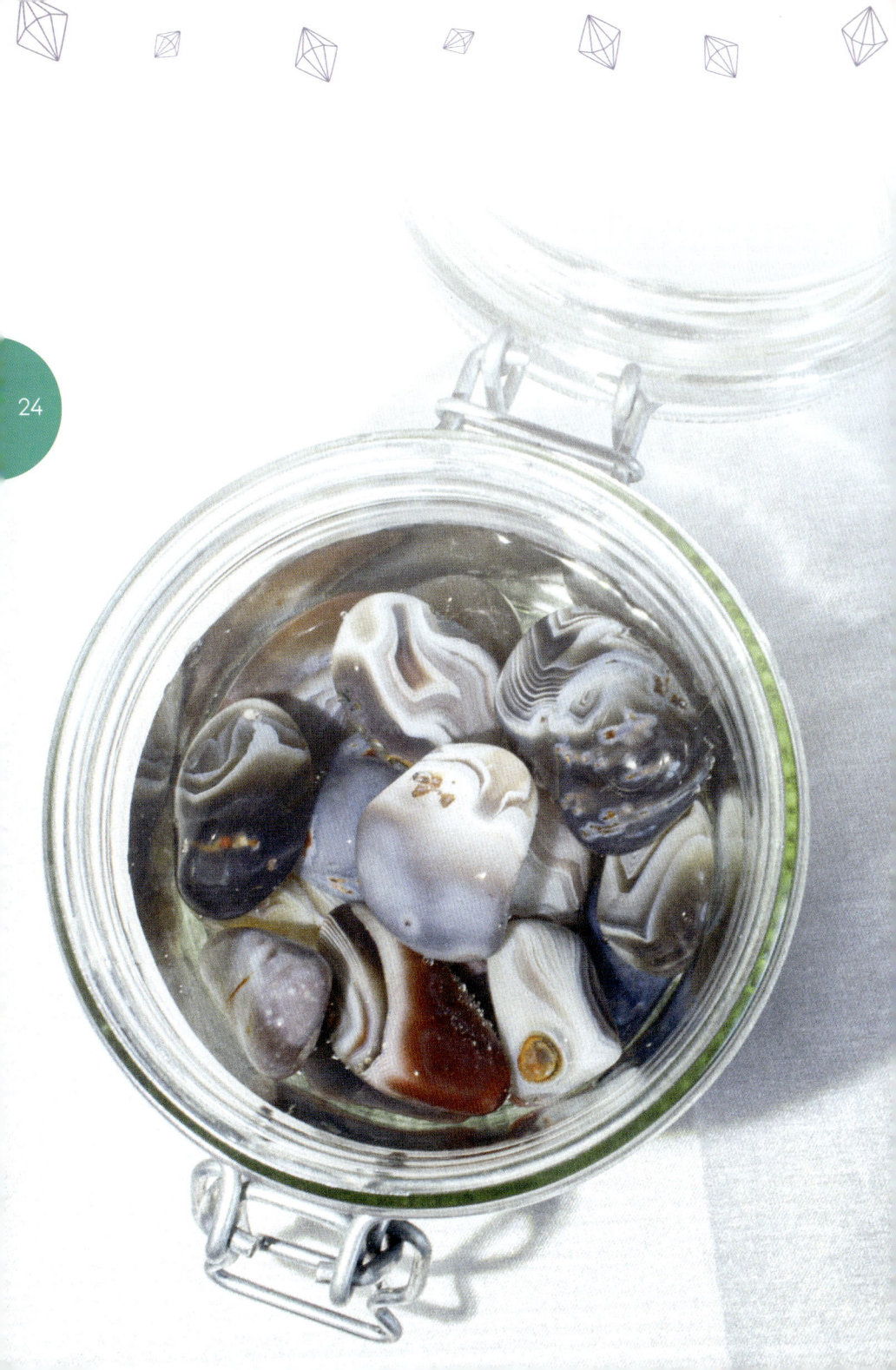

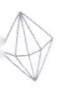

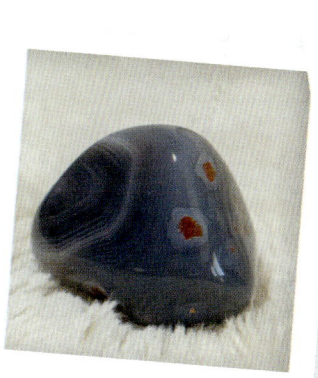

AGATHE

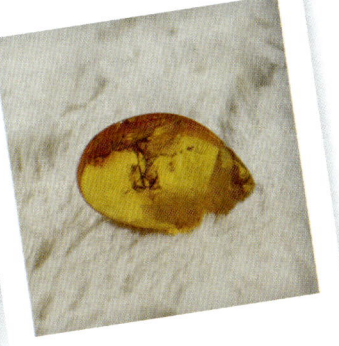

AMBRE

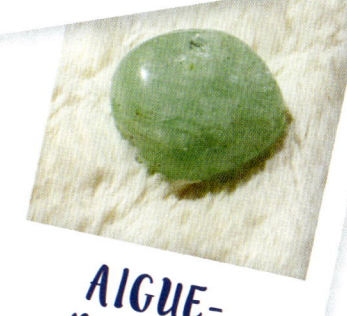

AIGUE-
MARINE

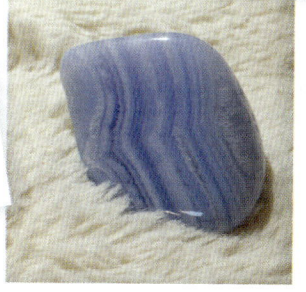

AMETHYSTE

CALCEDOINE

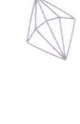

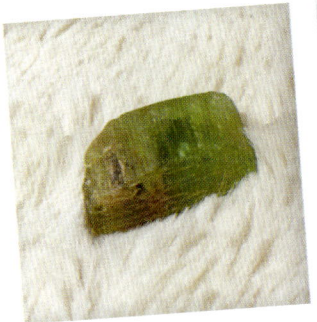

CHRYSOLITHE

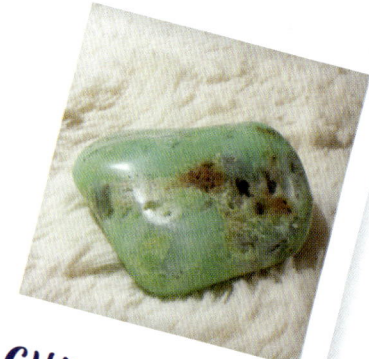

CHRYSOPRASE

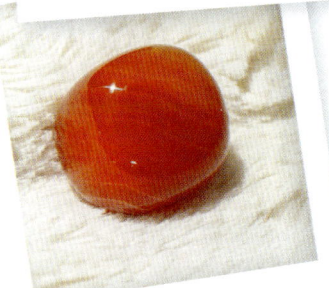

CORNALINE

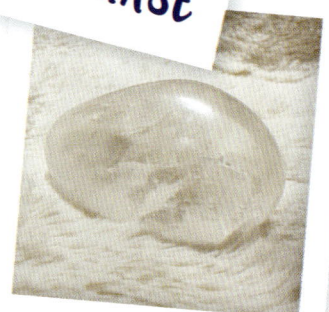

CRISTAL DE ROCHE

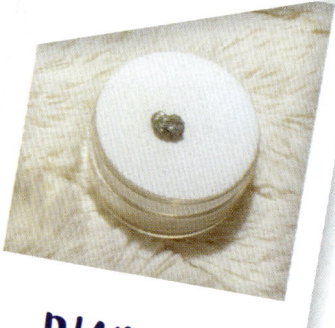

DIAMANT

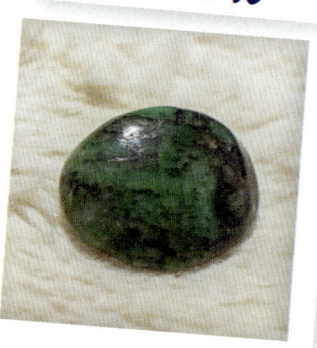

EMERAUDE

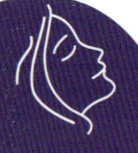

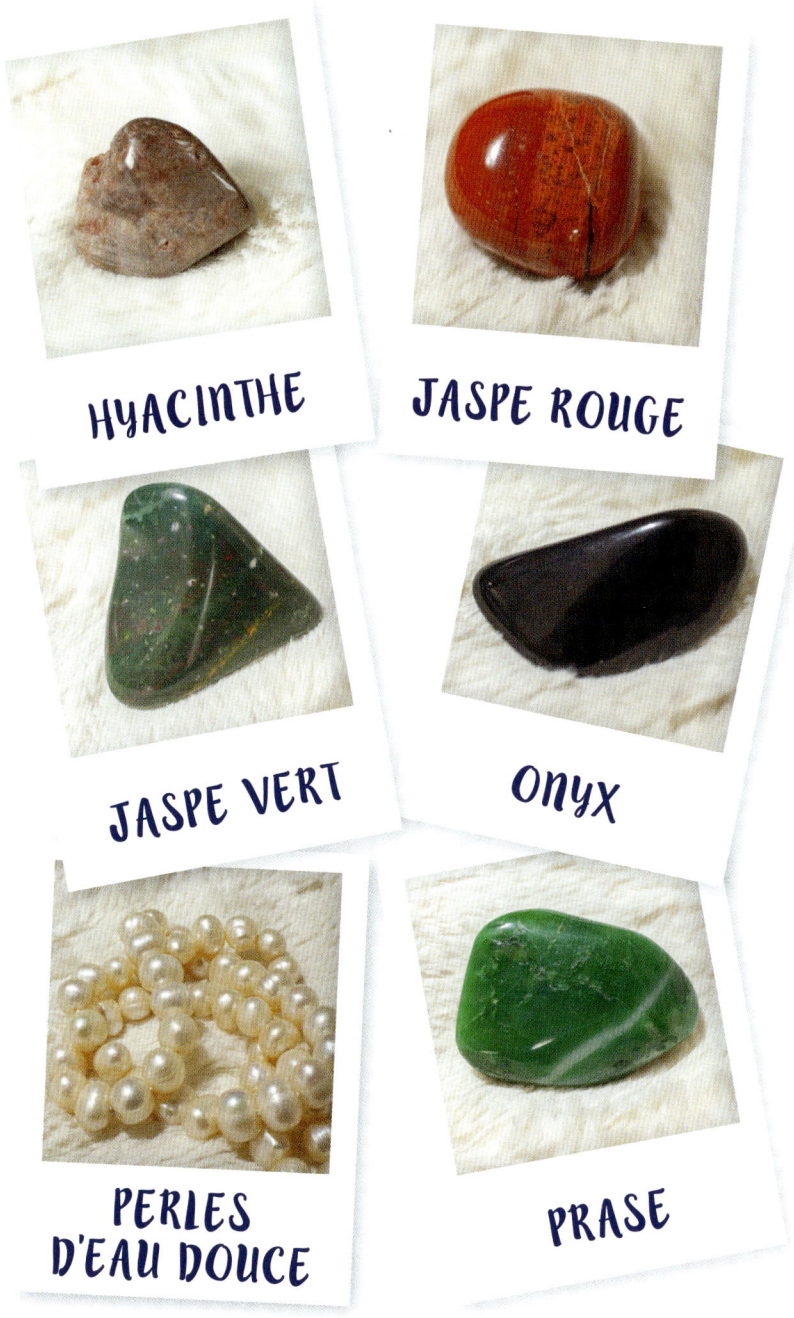

HYACINTHE

JASPE ROUGE

JASPE VERT

ONYX

PERLES
D'EAU DOUCE

PRASE

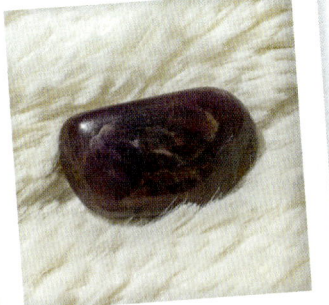

RUBIS

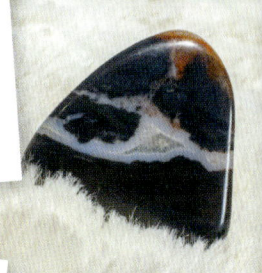

SARDONYX

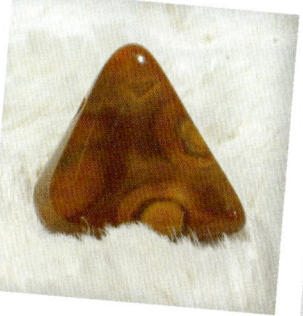

SAPHIR

SARDOINE

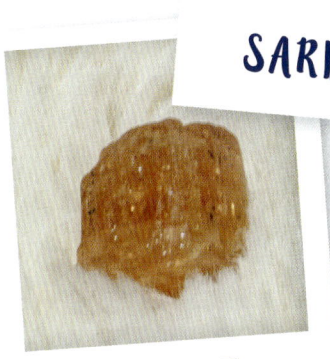

TOPAZE
DORÉE

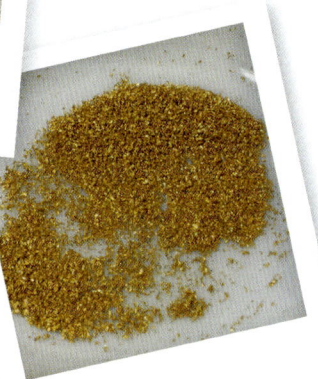

OR

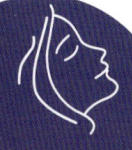

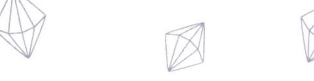

4 Les pierres d'un point de vue scientifique et législatif

Hildegarde de Bingen ne se contente pas de décrire les bienfaits des pierres, elle explique également la genèse des pierres avec beaucoup de précision.

D'un point de vue scientifique, lorsque l'on étudie la description minutieuse de la naissance des pierres établie par Hildegarde de Bingen, cela correspond au savoir actuel en matière de sciences naturelles.

A titre d'exemple, Hildegarde de Bingen décrit la naissance de la calcédoine ainsi : « la calcédoine croît quand le soleil, le soir, a presque disparu, mais que l'air est encore un peu chaud (...) ».

En analysant cette pierre, on en a conclu que l'acide silicique qu'elle contient est d'origine magmatique et que la calcédoine naît d'une sorte de refroidissement progressif de celui-ci.

Ce qui vient confirmer la description imagée, réalisée par l'abbesse Hildegarde de Bingen.

Pour parler avec précision des pierres, il faut aussi apprendre à utiliser les bons termes pour les désigner.

D'un point de vue législatif, selon le décret n° 2002-65 du 14 janvier 2002, les termes « fines », « semi-fines », « précieuses » et « semi-précieuses » sont définitivement abandonnés.

On emploie désormais le terme de « pierres gemmes » pour caractériser des pierres issues de matières naturelles minérales ou organiques. Cette appellation permet de distinguer les pierres gemmes (les vraies pierres), des imitations synthétiques, artificielles, composites ou même reconstituées qui n'entrent pas dans cette catégorie. Il est important de savoir qu'il est rare que les pierres gemmes soient pures. Il existe parfois des inclusions, c'est-à-dire des impuretés qui sont naturellement présentes. Cela ne change pas forcément la valeur de la pierre gemme car c'est un élément naturellement présent et incrusté au fil du temps.

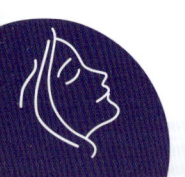

5 Foire aux questions

1 Comment les pierres ont-elles fait avancer la science ?

On utilise aujourd'hui les pierres dans de nombreuses technologies complexes comme le laser à rubis qui émet de la lumière pulsée (remplacé depuis par un rubis synthétique)…

2 - Comment les pierres agissent-elles ?

D'après les dernières recherches scientifiques, on sait que les pierres agissent par rayonnement. Ce rayonnement a une action régulatrice sur nos dysfonctionnements cellulaires et même sur notre système immunitaire.

3 - Pourquoi Hildegarde de Bingen nous conseille-t-elle de poser les pierres sur la peau ?

Nous avons, au niveau de la peau, un réseau complexe de zones dites « réflexes » qui sont elles-mêmes reliées à l'ensemble des organes. Dès que l'on pose une pierre gemme sur une zone réflexe, celle-ci va se charger de relayer l'information, par l'intermédiaire du système nerveux autonome.

4 - Quelle qualité d'eau choisir pour préparer ses boissons aux pierres ?

Eau d'améthyste et eau de cristal de roche sont des préparations proposées dans ce livre, et typiquement selon l'approche d'Hildegarde de Bingen.

Il faut en effet respecter la recette, mais il faut aussi utiliser une eau de qualité pour optimiser les bienfaits... On choisira soit une eau Mont Roucous ou une eau du robinet filtrée. Cela peut être avec un filtre par gravité, qui garantit une eau sans pollution. Il existe plusieurs marques, il faut surtout choisir en fonction du coût et des recherches scientifiques réalisées pour certifier l'appareil.

A défaut, un simple filtre à charbon peut déjà faire l'affaire... On en trouve en magasin bio.

5 - Pourquoi Hildegarde de Bingen utilise-t-elle la pierre en contact avec la salive dans certains cas ?

La salive est composée de 98 % d'eau, de sels minéraux, de protéines (…). « Avec plus de 3 000 protéines identifiées à ce jour, la salive apparaît comme une riche mixture », détaille Walter Siqueira, de l'université de Western Ontario (Canada), sans compter qu'elle contient des fragments d'ADN, d'ARN, de micro-ARN… autant de matériaux génétiques riches en informations*. On peut imaginer que ces informations, en étant en contact avec le rayonnement de la pierre, créent une synergie bienfaisante et surtout totalement personnalisée.

* Source Science et Avenir « juillet 2017 ».

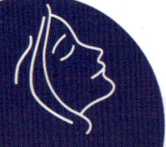

6 - Comment nettoyer et régénérer les pierres ?

Hildegarde de Bingen n'est pas explicite à ce sujet.

Lorsque l'on achète une pierre, on peut la « nettoyer » sous l'eau, éventuellement avec de l'eau argileuse.

On recommande de mettre régulièrement les pierres au soleil pour les régénérer, surtout si on les porte au quotidien.

Une journée au soleil en été apporte jusqu'à 130 000 lux (unité de mesure de l'éclairement lumineux) alors qu'une journée en hiver apporte seulement 20 000 lux.

Le simple fait de conserver les pierres dans la maison réduit à moins de 500 lux la luminosité et donc la capacité de régénération de la pierre.

Il est donc important de la mettre dans la nature au contact des éléments qui lui sont familiers.

7 - Quelle qualité de vin ou de bière prendre pour la fabrication des boissons aux pierres ?

Hildegarde de Bingen recommande de la bière ou du vin pour faire certaines recettes. Il est important d'utiliser du vin bio et un récipient en verre (éviter le plastique). Pour la bière, bien qu'elle ne le précise pas, on peut opter pour une bière d'épeautre bio ou une bière de châtaigne bio.

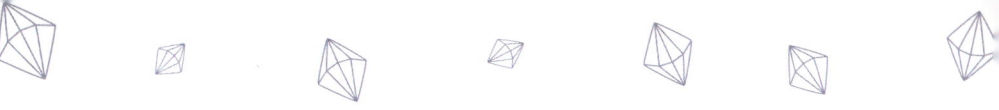

8 - Comment être sûr de la qualité naturelle de la pierre ?

Il est très difficile lorsque l'on est amateur et sans appareil, de pouvoir déterminer la qualité naturelle d'une pierre. Les gemmologues utilisent une loupe, mais également le dichroscope (pour distinguer une pierre naturelle d'une pierre de synthèse), le réfractomètre, le polariscope ou encore le spectroscope (pour connaître la composition chimique). On peut aussi faire appel à des laboratoires spécialisés, mais c'est coûteux.

Le mieux est d'acheter les pierres dans des magasins spécialisés. Il est recommandé d'éviter de les acheter sur les marchés lors d'un voyage à l'étranger car il y a de nombreuses pierres imitées et teintées vendues aux touristes…

9 - Qu'est-ce que l'échelle de Mohs ?

Le terme provient du nom du minéralogiste allemand Friedrich Mohs (1773-1839). Il a mis au point une échelle pour classer la dureté des éléments non métalliques et les minéraux.

10 - Quelles sont les précautions à observer ?

Pour le côté pratique, il ne faut jamais laisser les pierres (qui sont très attirantes) à portée de main des jeunes enfants, pour éviter toute ingestion accidentelle.

D'une manière générale, on peut suivre les recommandations indiquées.

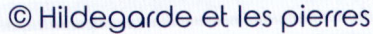

Certaines pierres sont efficaces en peu de temps et il est donc recommandé de ne pas les porter trop longtemps…

On déconseille également aux femmes enceintes et allaitantes de consommer des boissons aux pierres contenant de l'alcool ou ayant un effet drainant.

Il est aussi préférable d'enlever les pierres le soir avant de se coucher, sauf si l'on veut profiter d'un effet calmant pour favoriser l'endormissement…

11 – Qu'appelle-t-on "pierre roulée" ?

C'est une pierre lisse qui a été le plus souvent polie à l'aide d'une machine.

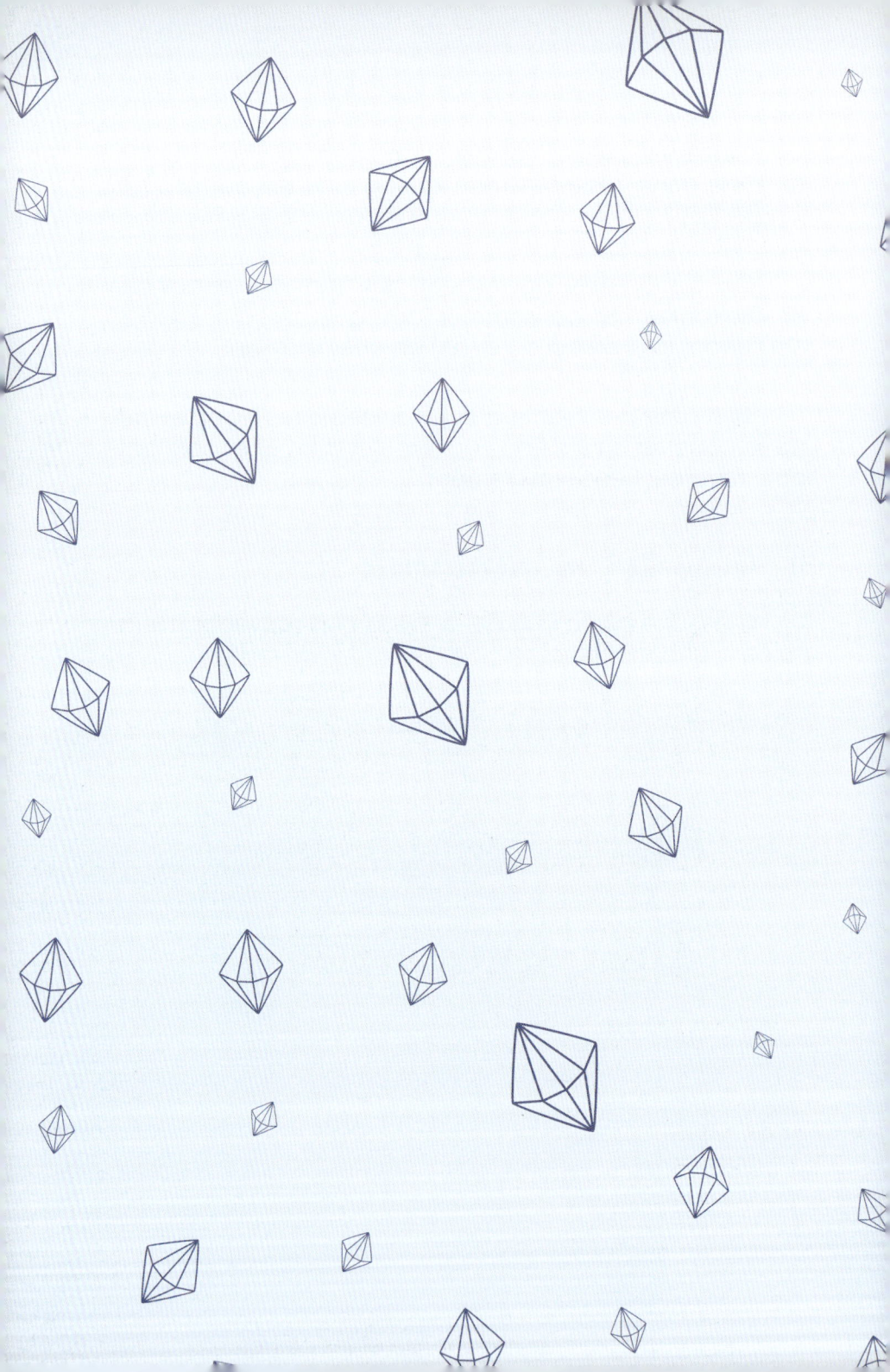

Partie 2

Mes 22 fiches pratiques selon Hildegarde de Bingen

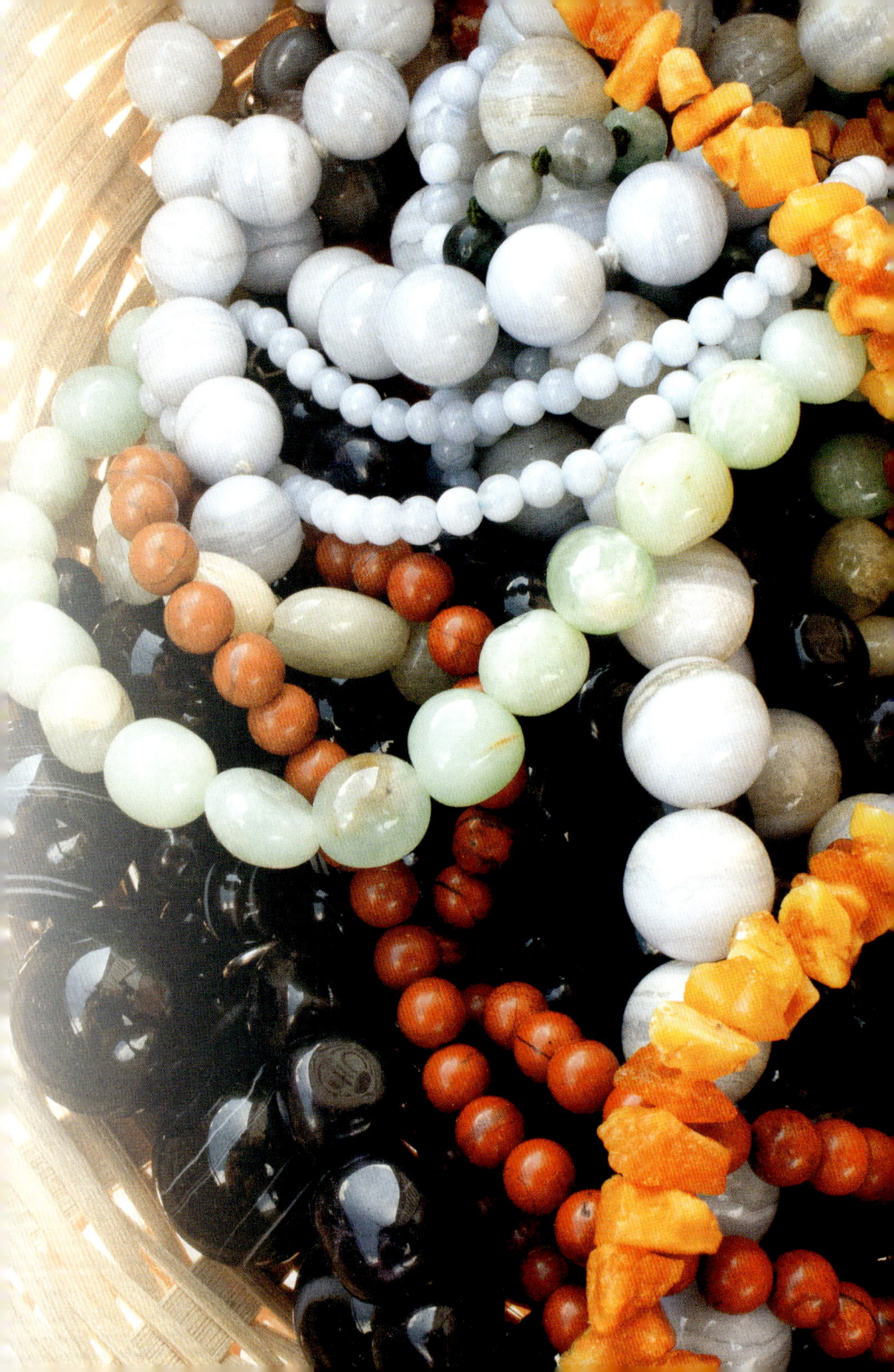

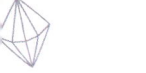

1 Agate

L'agate est une pierre qui peut avoir de nombreuses nuances multicolores. Elle prend des noms différents en fonction de sa forme et de sa couleur (marron, bleue, verte), tels que :

- Agate mousse
- Agate du Botswana
- Agate pyrite
- Agate violette etc.

Dans l'approche d'Hildegarde de Bingen, on conseille surtout de choisir une agate naturelle et non teintée.

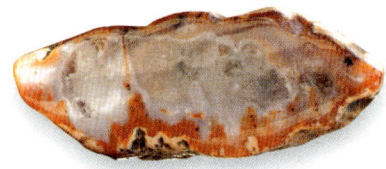

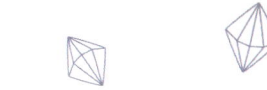

Où trouver l'Agate ?

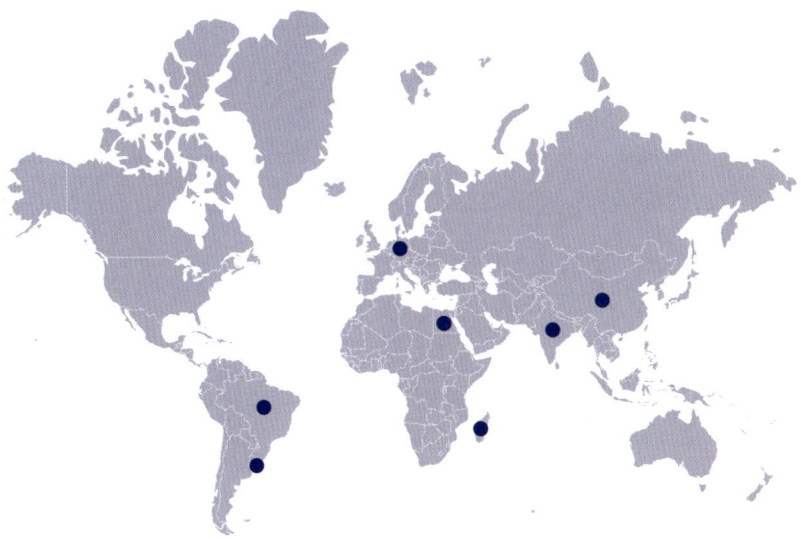

Allemagne, Chine, Inde, Egypte,
Madagascar, Brésil, Uruguay

Selon Hildegarde de Bingen :

« Si on porte sur soi une pierre d'agate, il faut la placer directement sur la peau pour qu'elle réchauffe. Sa force naturelle donne à l'homme capacités et sagesse, ainsi qu'une parole avisée, car elle naît du feu, de l'air et de l'eau (…) »

« Si une araignée ou un serpent, quelle que soit son espèce, répand son venin sur quelqu'un (…) il faut chauffer fortement une agate au soleil ou sur une brique passée au feu (…) »

Source : Les subtilités des créatures divines Hildegarde de Bingen - Claude METTRA -
JEROME MILLON Traduction du latin Pierre MONAT - ED MILLON p. 229 et p. 230.

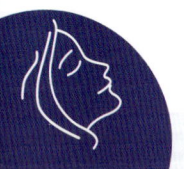

© Hildegarde et les pierres

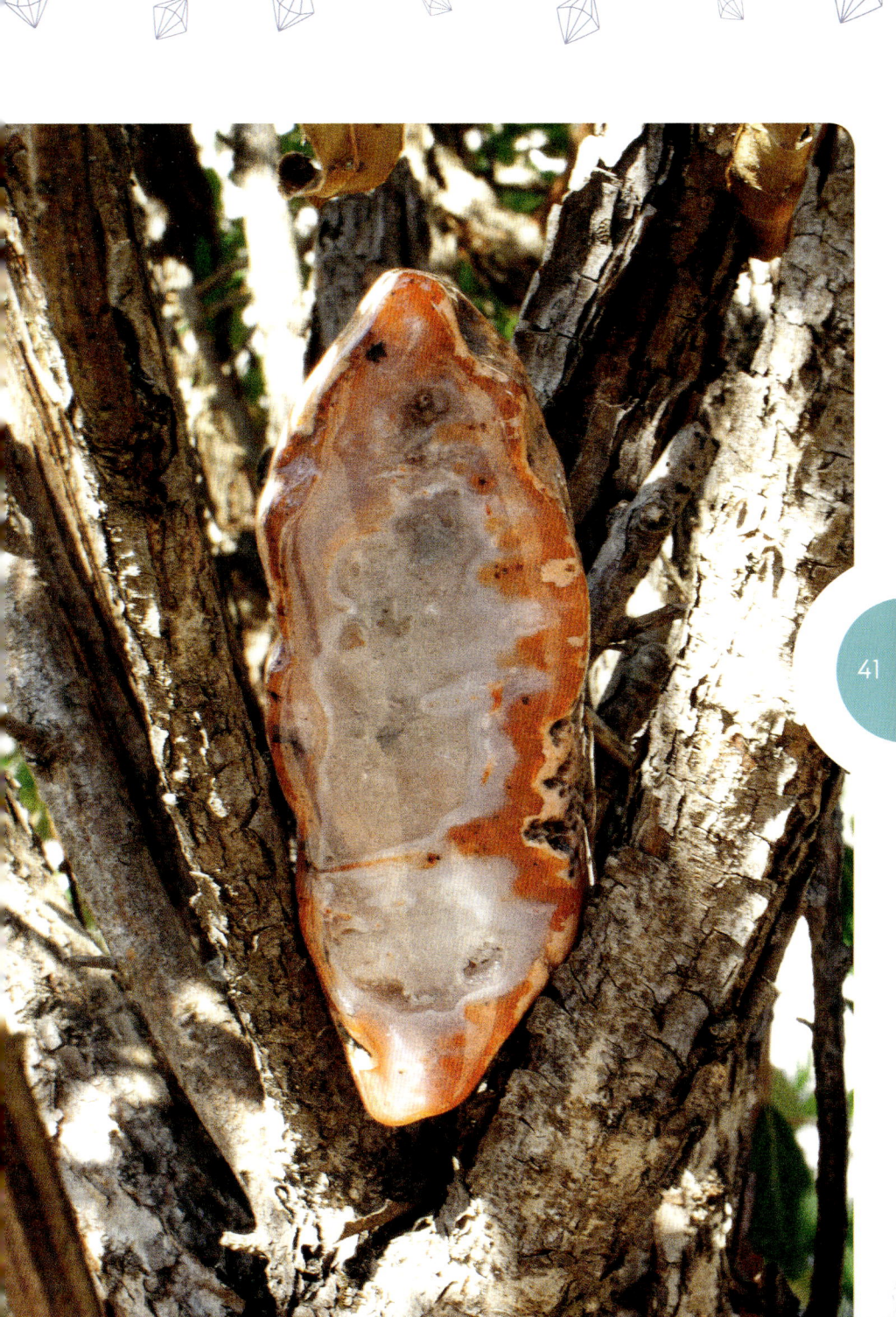

AGATE

Actions
- Prise de parole en public
- Situation de stress
- Timidité
- Dépendance alcoolique
- Sensibilité au cycle lunaire
- Piqûres

Mode d'emploi
- A porter en contact avec la peau
- A appliquer chaude en cas de piqûres
- Boisson à l'agate

Contre indications
-

Indications principales
- Aide à être plus habile et délicat
- Pour diminuer l'état de stress (rdv important, examen)
- Idéale pour les timides
- Idéale pour les adolescents qui manquent de confiance en eux
- En cas de piqûres d'insectes, d'araignée, serpents, scorpions
- En prévention des crises épileptiques
- En prévention, chez les somnambules
- Aide en cas de dépendance alcoolique
- Personne sensible aux cycles lunaires

À retenir
- Renforce le contrôle de soi-même ++
- Piqûres venimeuses +++
- Aide à mieux gérer son stress en cas de situation inhabituelle ++

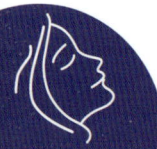

© Hildegarde et les pierres

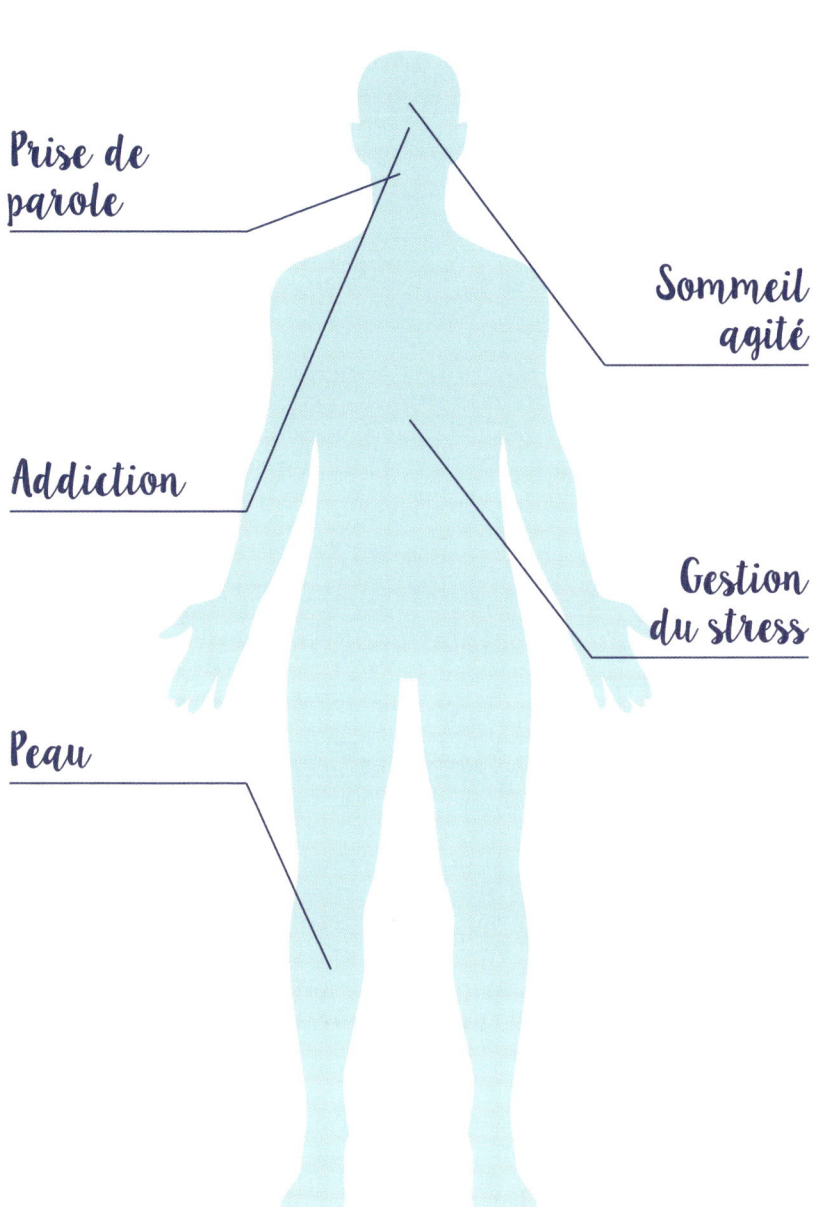

Prise de parole

Sommeil agité

Addiction

Gestion du stress

Peau

43

APPLICATION D'UNE TRANCHE D'AGATE

Préparation :
5 min au soleil

A tester :
10 min sur la piqûre

Les p'tits +

- action calmante en cas de piqûres d'insectes, tiques, araignées etc.

Recette :

- une tranche d'agate de 3 cm x 1 cm environ, épaisseur 0,5 cm

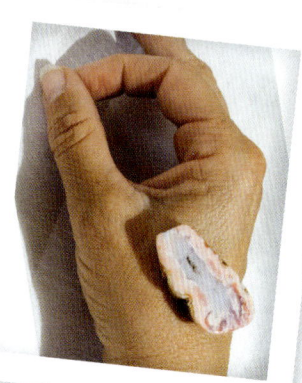

En pratique :

Faire chauffer la pierre au soleil pendant quelques minutes et appliquer immédiatement sur la piqûre. Laisser en place environ 5 à 10 min.

Astuces :

En cas de tiques, il est nécessaire de la retirer avec une pince adaptée que l'on trouve en pharmacie et d'avoir un suivi médical ensuite.

Toujours mettre une tranche d'agate dans son sac de plage ou de randonnée.

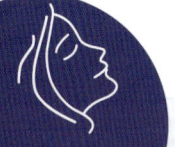

BOISSON A L'AGATE

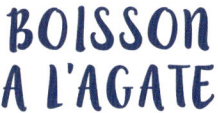

Recette :

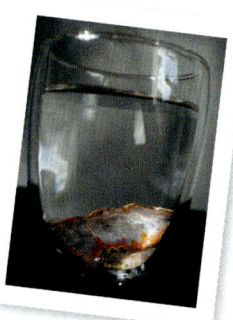

- 10 litres d'eau filtrée ou eau Mont Roucous
- une agate de 3 à 6 cm environ

En pratique :

Mettre l'eau dans un grand récipient et ajouter la pierre d'agate. Laisser reposer 3 jours. A boire entre la pleine lune (lune blanche) et la nouvelle lune (lune noire).

A utiliser comme boisson et pour faire cuire les aliments.

Astuces :

Il est conseillé de porter une agate sur soi en plus de boire la boisson d'agate.

Pour conserver la préparation plus longtemps, le 4e jour, on peut porter à ébullition ou ajouter une cuillère à café de cognac (eau de vie de vin).

Attention, on ne mettra pas de cognac pour une personne souhaitant se libérer d'une addiction à l'alcool.

Préparation :
15 min

Repos :
3 jours

A tester :
sur 6 à 10 mois

45

Les p'tits +

- aide à prévenir les états somnambules
- aide à gérer les addictions comme le tabac ou l'alcool
- utile en cas de sensibilité aux cycles lunaires
- à conseiller en prévention des crises épileptiques

A porter en continu

PORTER UNE AGATE

Les p'tits +

- pour faciliter l'élocution, pour les personnes timides et qui manquent de confiance en elles

- bonne aide pour gérer la peur des examens scolaires

- facilite la prise de parole en public

- aide à prévenir les états somnambules, aide à gérer les addictions, comme le tabac, l'alcool

- sensibilité aux cycles lunaires

Recette :

- bracelet, collier ou pendentif d'agate

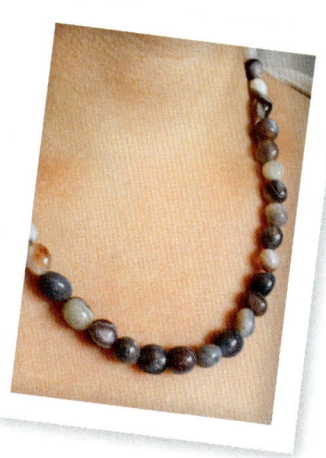

En pratique :

A porter en permanence en contact avec la peau.

Astuces :

On peut porter l'agate soit en bracelet, soit en collier ou en pendentif ou encore mettre une tranche d'agate placée dans le soutien-gorge ou collée sous la montre.

Pour renforcer l'action, on peut boire aussi de l'eau d'agate.

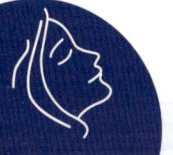

2 Ambre

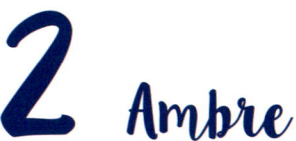

L'ambre est une résine fossile jaune-orange qui tire sur le brun. Il contient souvent un ou plusieurs insectes fossilisés à l'intérieur.

On fabrique aujourd'hui de magnifiques bijoux, que ce soient des colliers, bracelets, boucles d'oreilles ou encore bagues avec de la résine d'ambre.

On trouve notamment en Pologne de nombreuses boutiques de luxe qui commercialisent l'ambre, car elle est connue pour ses propriétés étonnantes. Pour un usage optimal, il est recommandé d'éviter de choisir une pierre d'ambre avec un insecte piégé à l'intérieur.

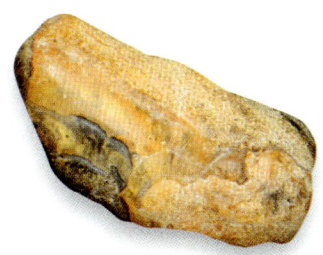

Où trouver l'Ambre ?

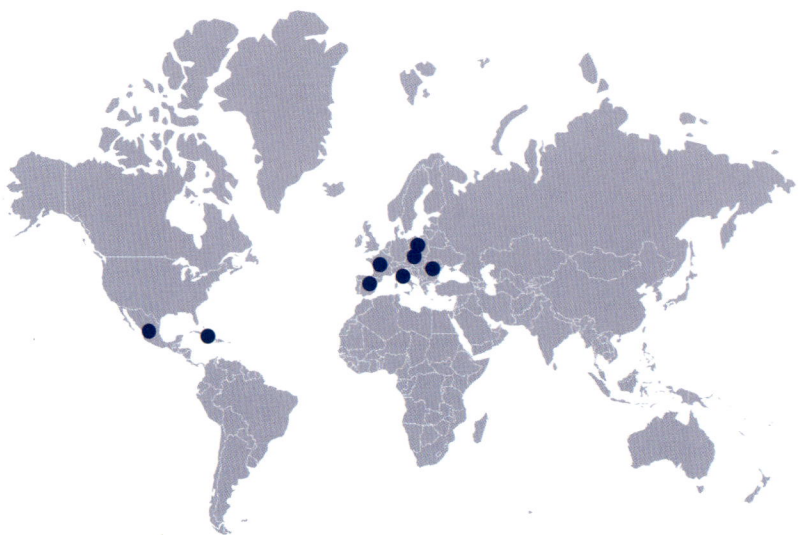

*Pologne, Mexique, Tchéquie, Slovaquie,
Roumanie, Espagne, France, Italie,
République dominicaine*

Selon Hildegarde de Bingen :

« Si quelqu'un souffre de l'estomac ou de l'intestin, il doit plonger une pierre d'ambre dans du vin ou de la bière pendant une petite heure, afin de renforcer le pouvoir curatif de celle-ci. Ceci doit être effectué pendant 14 jours. PL1263B (…) »

« Quiconque éprouve des difficultés à uriner doit plonger la pierre d'ambre dans du lait de vache ou de brebis pendant une journée. PL1263C (…) »

Source : Médecine des pierres précieuses de Ste Hildegarde Dr HERTZKA et Dr STREHLOW ED RESIAC p. 28 et p. 29.

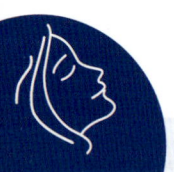

© Hildegarde et les pierres

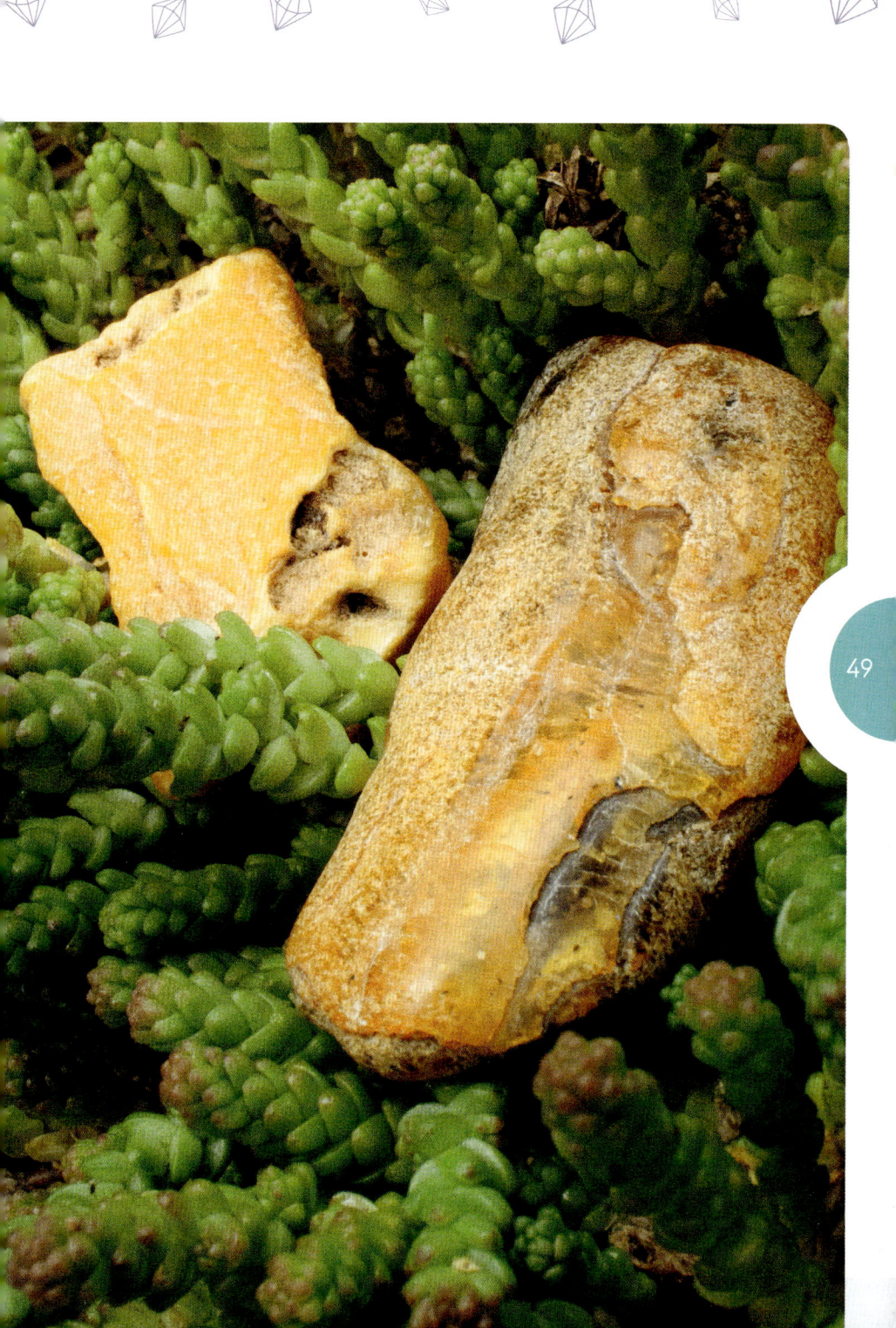

REPARATION / ELIMINATION

50

AMBRE

Actions
- Estomac
- Intestin grêle duodenum
- Vessie et prostate

Mode d'emploi
- A porter sur soi
- Boisson à l'ambre
- Lait à l'ambre

Contre indications
- Déconseillé aux femmes enceintes et allaitantes
- Pas adaptée pour les enfants en interne

Indications principales
- Difficultés à uriner
- Calculs des voies urinaires
- Sensibilité de l'estomac
- Brûlures digestives pendant ou quelques heures après le repas
- Gaz intestinaux accompagnés de diarrhée ou de constipation
- Présence d'Helicobacter pylori (principale cause des problèmes digestifs)

À retenir
- Estomac ++
- Instestin ++
- Voies urinaires +++

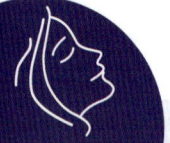

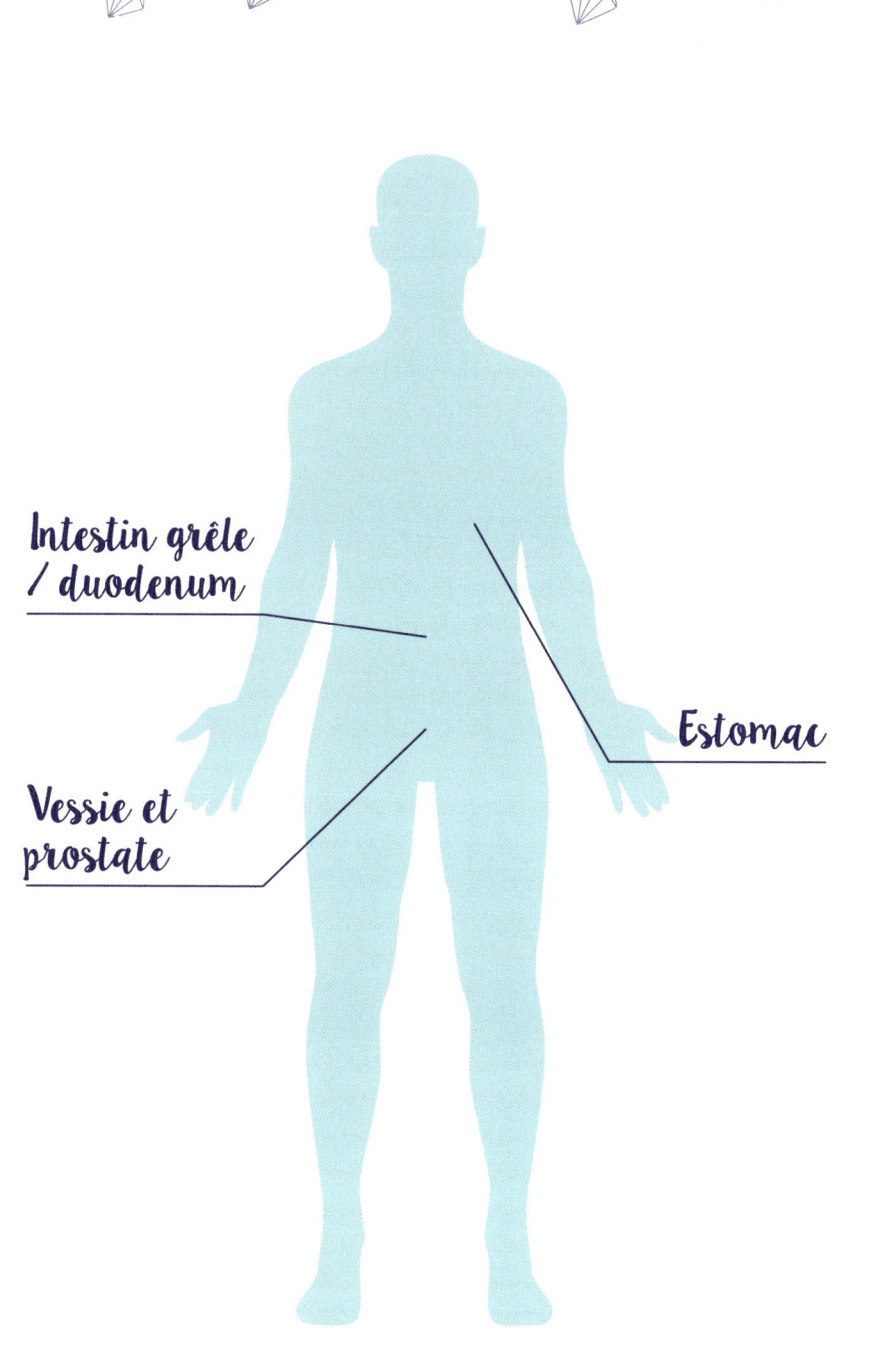

Intestin grêle
/ duodenum

Estomac

Vessie et
prostate

Préparation :
5 min

Repos :
1 h

A tester :
sur 2 semaines max

Les p'tits +

- action apaisante en cas de brûlures ou de douleurs digestives intenses pendant ou après le repas
- en cas de sensibilité de l'estomac
- en cas de gaz intestinaux accompagnés de diarrhée ou de constipation
- en présence d'Helicobacter pylori

BOISSON A L'AMBRE

Recette :

- une pierre d'ambre de 3 cm de long
- une bière d'épeautre

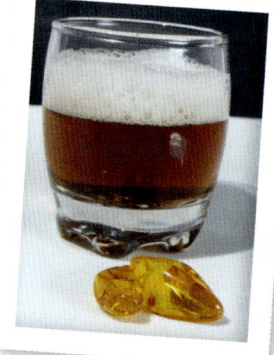

En pratique :

Laisser reposer pendant 1h, puis enlever la pierre.

Boire une gorgée de la préparation à chaque repas ou plusieurs fois par jour en cas de douleurs.

Astuces :

On peut remplacer la bière par une bouteille de vin bio ou même de l'eau filtrée.

Pour que la préparation dure plus longtemps, on peut multiplier par 3 la recette, afin d'obtenir 1 litre de bière.

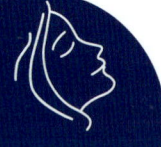

LAIT A L'AMBRE

Recette :

- une pierre d'ambre de 3 cm de long
- 1 litre de lait de vache ou brebis bio

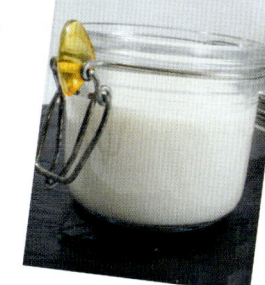

En pratique :

Laisser reposer une journée, puis enlever la pierre.

Faire chauffer le lait doucement et conserver la préparation au frigo.

Boire la préparation pendant 5 jours (environ 200 ml) chaque matin, à température ambiante. A renouveler ou à continuer, si nécessaire.

Astuces :

Hildegarde de Bingen précise qu'il ne faut pas utiliser du lait de chèvre, nous n'en connaissons pas encore la raison.

Pour les problèmes de prostate, on conseille plutôt le lait de brebis en remplacement du lait de vache.

On trouve du lait de brebis en poudre en magasin bio.

Préparation : 15 min

Repos : 1 journée

A tester : 5 jours à 1 mois

53

Les p'tits ✝

- action sur les calculs des voies urinaires et les difficultés à la miction

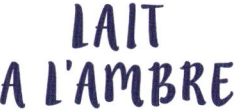

A tester :
1 mois et +

Les p'tits +

- action calmante sur les douleurs dentaires et articulaires. Particulièrement intéressant pour les bébés…

54

COLLIER OU RESINE D'AMBRE

Recette :

- un collier d'ambre ou une résine d'ambre

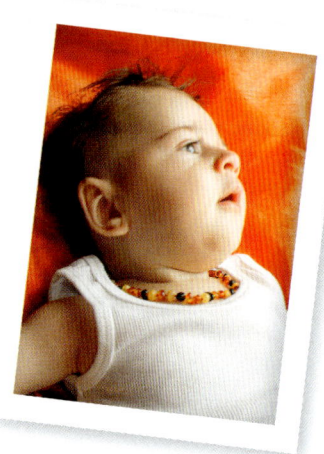

En pratique :

A porter sur soi ou à poser à l'aide d'un sparadrap sur les endroits douloureux.

Astuces :

Hildegarde de Bingen n'évoque pas les effets calmants de l'ambre, c'est ainsi que l'on fait à travers cette recette, une adaptation de ses écrits.

Idéalement pour les bébés, on peut utiliser un collier adapté.

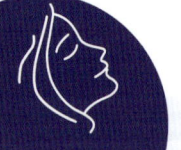

3 Améthyste

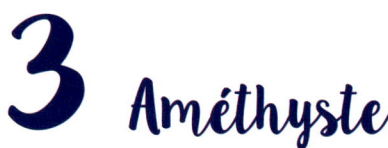

L'améthyste est une pierre de couleur violette. On la trouve sur presque tous les continents.

Elle a des reflets violets qui vont du plus clair au plus foncé. On trouve des bâtons d'améthyste, des pierres roulées, des fleurs d'améthyste ou encore des géodes qui peuvent atteindre jusqu'à 1 mètre de hauteur.

De par son rayonnement, elle est puissante et apaisante et crée un sentiment d'harmonie dans la pièce où elle se trouve exposée.

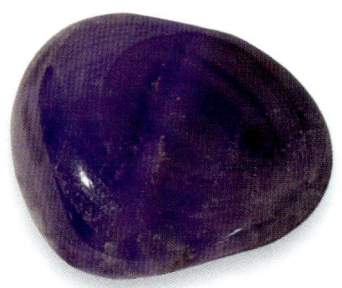

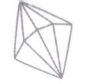

Où trouver l'Améthyste ?

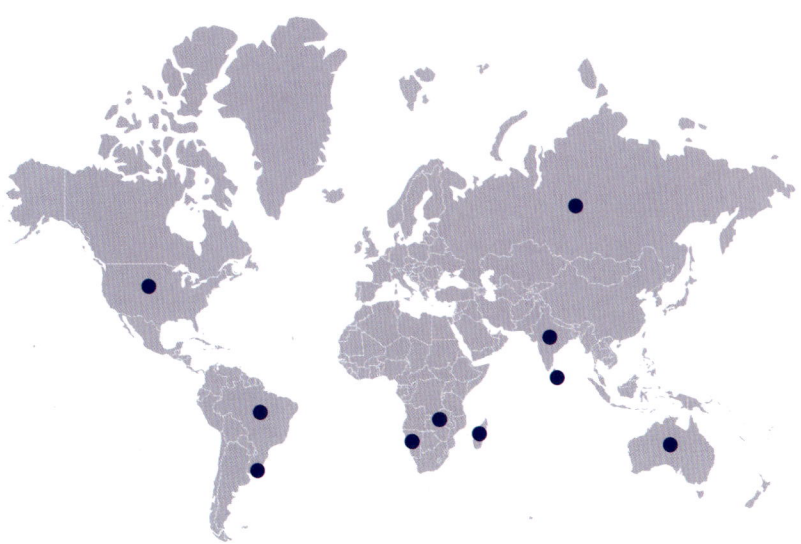

Brésil, Russie, Madagascar, Etats-Unis, Sri Lanka, Inde, Namibie, Uruguay, Australie, Zambie

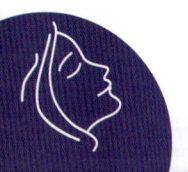

Selon Hildegarde de Bingen :

« Il faut donc chauffer l'eau, prendre l'améthyste et la tenir sur l'eau en train de chauffer. La pierre gagne ainsi du pouvoir par exsudation. La personne doit finalement plonger la pierre dans l'eau. Elle s'en lavera ensuite la peau. Une application fréquente rend la peau du visage douce et nette et le visage éclatant. PL1260A »

Source : Médecine des pierres précieuses de Ste Hildegarde Dr HERTZKA et Dr STREHLOW ED RESIAC p. 17.

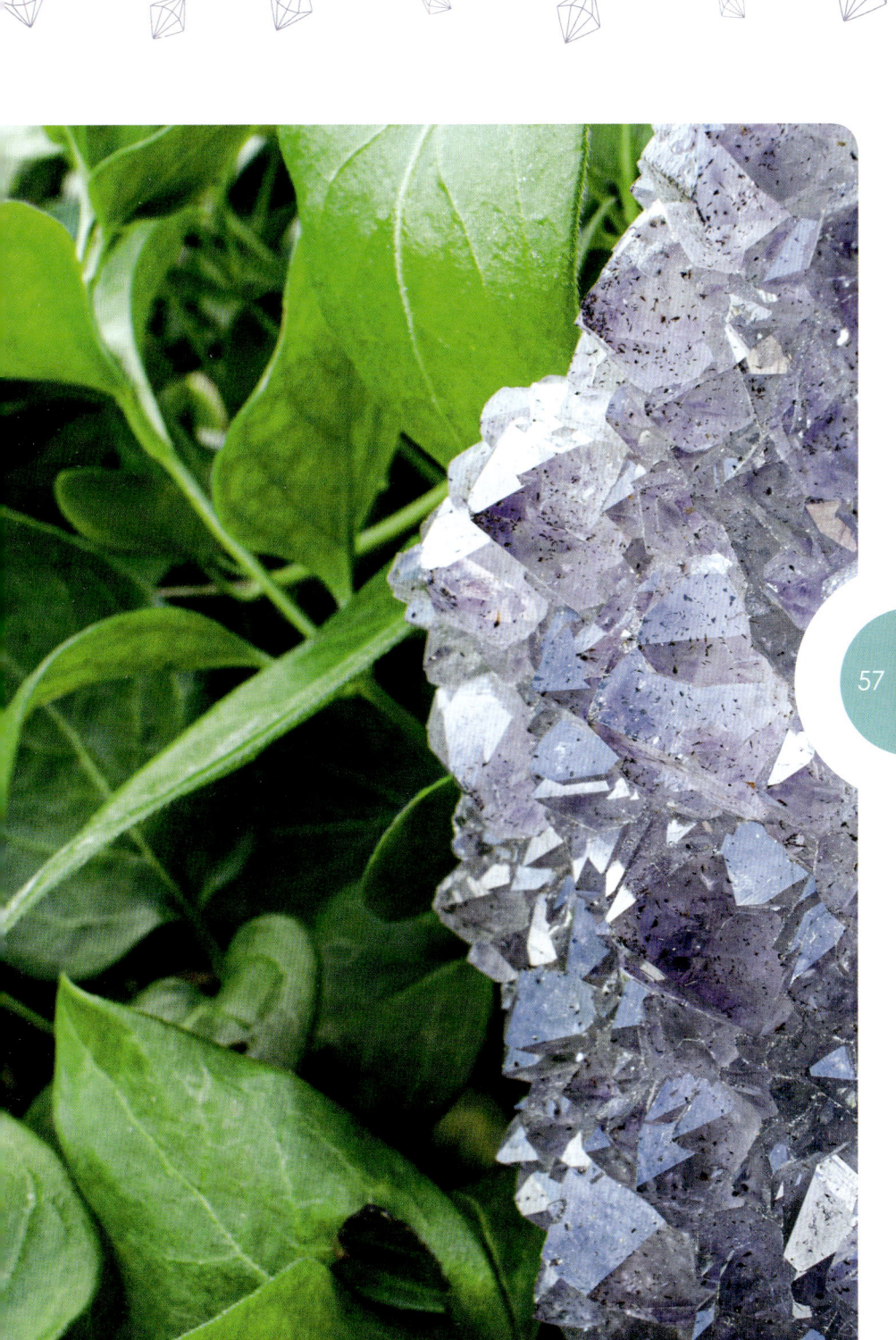

AMÉTHYSTE

Actions
- Peau
- Système immunitaire
- Petits chocs de la vie courante
- Piqûres

Mode d'emploi
- Lotion
- Sauna
- Application d'améthyste

Contre indications
- Ne pas faire de sauna à l'améthyste pendant la grossesse

Indications principales
- Taches cutanées
- Taches de vieillesse
- Soin de la peau (éclat du teint)
- Bleus et bosses
- Genou ou coude enflé
- Petite grosseur bénigne
- Ganglions enflés

À retenir
- Éliminitation des toxines de la peau +++
- Piqûres et chocs ++
- Système immunitaire +

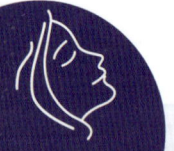

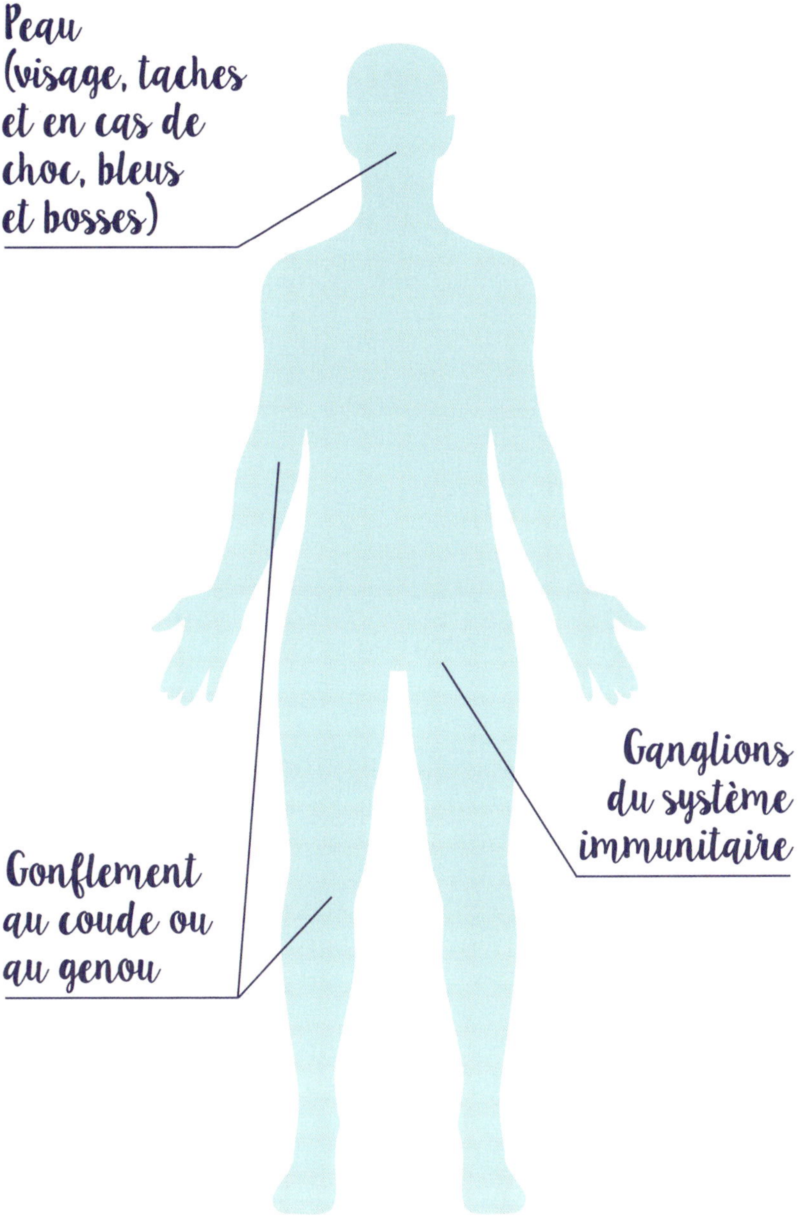
Peau (visage, taches et en cas de choc, bleus et bosses)
Ganglions du système immunitaire
Gonflement au coude ou au genou

© Hildegarde et les pierres

LOTION D'AMÉTHYSTE

Préparation :
15 min

Repos :
1 h avant
utilisation

A tester :
pour l'entretien
de la peau

Les p'tits +

- pour avoir une peau douce et un teint éclatant, pour éliminer les taches disgracieuses ou de vieillesse, pour les petites grosseurs bénignes

Recette :

- 1 casserole avec 500 ml d'eau
- 1 améthyste de 2 à 3 cm environ
- 1 passoire en inox
- quelques gouttes de cognac (conservation)

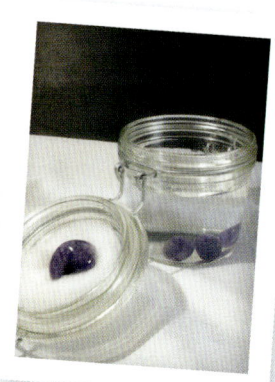

En pratique :

Mettre la casserole à chauffer. Maintenir à l'aide de la passoire, une améthyste au-dessus de la casserole en ébullition pendant environ 1 minute. Laisser refroidir. Puis la plonger dans l'eau délicatement.

Astuces :

Une application quotidienne rend la peau du visage douce et le teint éclatant.

A utiliser comme une lotion nettoyante pour la peau.

Pour une meilleure conservation, mettre dans un flacon teinté et ajouter quelques gouttes de cognac.

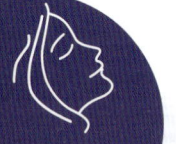

APPLICATION D'AMÉTHYSTE

A tester :
1 à 3 semaines

Recette :

- une pierre d'améthyste de 2 à 3 cm environ
- un peu de salive

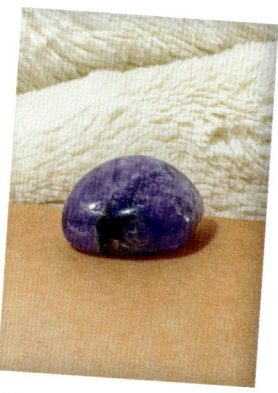

Les p'tits +

- pour calmer une piqûre d'insecte
- en cas de bleus et bosses, pour un genou ou coude enflé ou même un ganglion, pour éliminer une petite grosseur bénigne

En pratique :

Humecter de sa propre salive une améthyste et masser l'endroit concerné au moins 3 fois par jour.

Astuces :

Pour faire cette préparation à base de « salive », il est préférable d'avoir une améthyste personnelle.

En cas de piqûre d'insecte, on peut poser de suite une pierre d'améthyste sans nécessairement mettre de la salive, cela apporte également un effet apaisant.

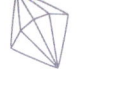 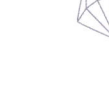 

FLACON D'AMÉTHYSTE POUR LE SAUNA

Repos :
5 jours

En prévention :
quand on en ressent
le besoin.
Sinon, toutes les 6
semaines environ.

Les p'tits ✝

- en prévention :
renforce
le système
immunitaire,
aide à éliminer
les toxines

- apporte un
bien-être
général
et aide à
diminuer les
douleurs chez
les personnes
cancéreuses

Recette :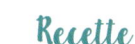

- une améthyste de 3 à 10 cm
- 750 ml d'eau filtrée
- une casserole
- une passoire en inox

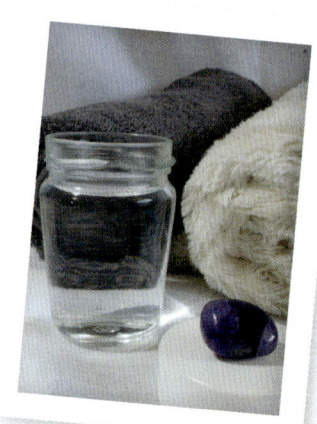

En pratique :

Laisser reposer la pierre pendant 5 jours dans l'eau puis la retirer. Faire chauffer l'eau et tenir l'améthyste à l'aide de la passoire au-dessus de l'ébullition pendant 1 minute. Eteindre le gaz et plonger à nouveau l'améthyste jusqu'à ce que la préparation soit refroidie.

Astuces :

Pour faire une séance de sauna, verser 250 ml sur les pierres chaudes. Rester 15 minutes, puis renouveler 2 fois. Se rafraîchir entre chaque séance.

62

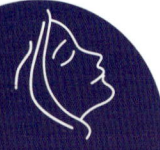

4 Aigue-marine

Les aigues-marines sont de couleur bleue à bleu-vert et font penser à l'eau de mer des caraïbes.

Lorsque la couleur bleue est foncée, l'aigue-marine peut être également appelée aigue-marine Santa Maria, mais cette mine est aujourd'hui épuisée.

L'aigue-marine appartient à la grande famille des béryls. Cette pierre que l'on peut trouver brute est le plus souvent portée en collier ou façonnée pour donner des bijoux qui orneront de magnifiques bagues de fiançailles.

Les béryls se trouvent à l'origine dans les milieux volcaniques, mais on peut en trouver disséminés un peu partout avec le temps…

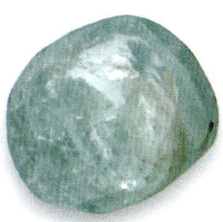

Où trouver l'Aigue-marine ?

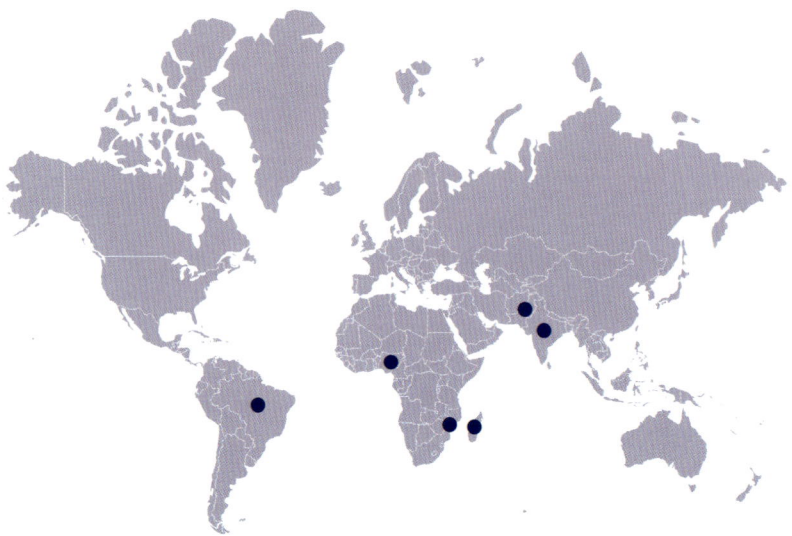

Brésil, Madagascar, Inde, Nigéria, Mozambique, Pakistan

Selon Hildegarde de Bingen :

« Celui qui a toujours sur lui un béryl, le prend souvent dans sa main et le regarde, celui-là n'en vient pas facilement aux mains avec les autres hommes, n'est pas querelleur, mais demeure dans la paix ».

Source : Les subtilités des créatures divines Hildegarde de Bingen - Claude METTRA - JEROME MILLON Traduction du latin Pierre MONAT - ED MILLON p. 213.

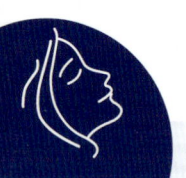

© Hildegarde et les pierres

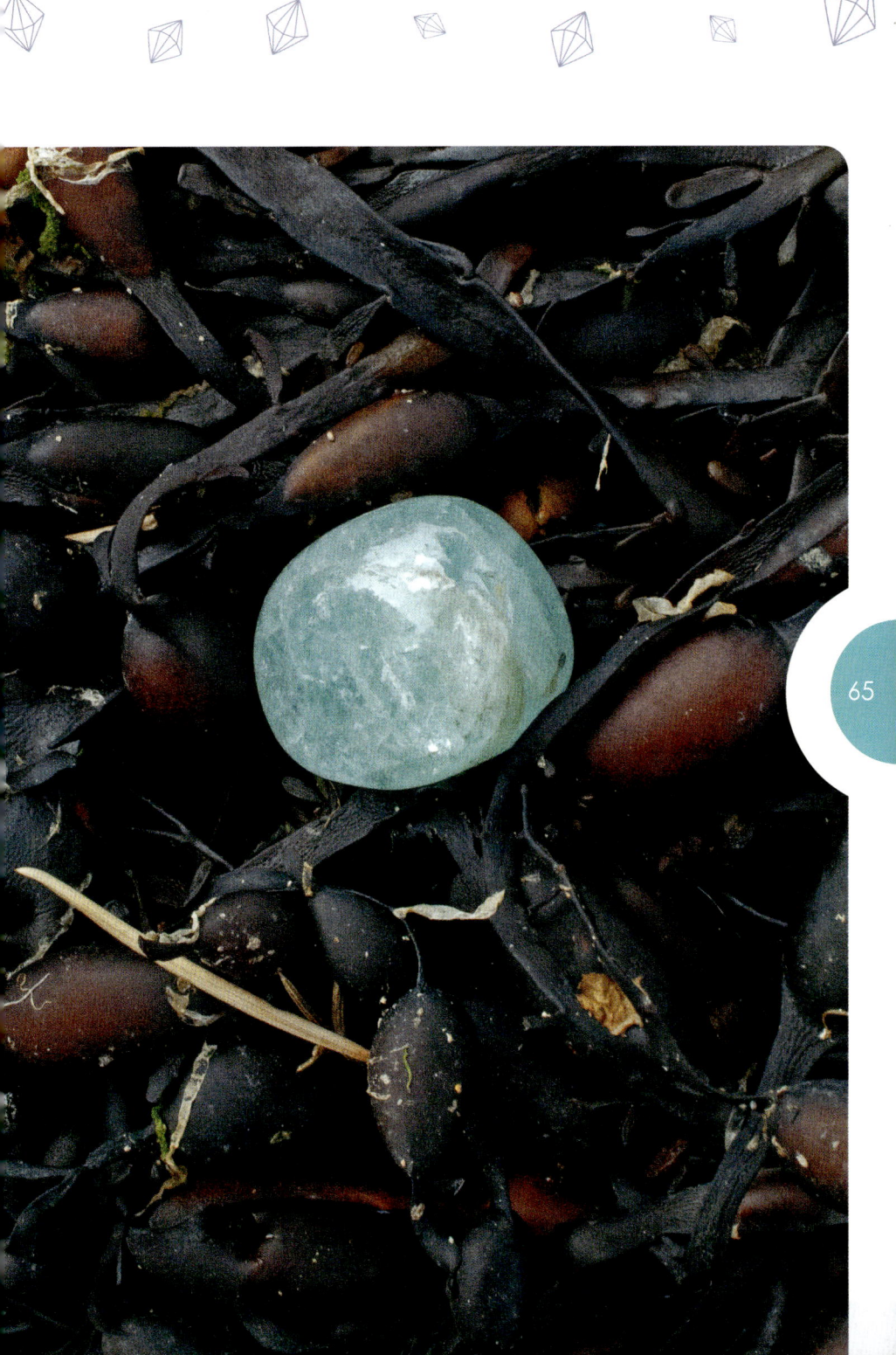

AIGUE-MARINE

Actions
- Sang-froid
- Patience
- Pour éviter de se mettre en colère

Mode d'emploi
- Porter une aigue-marine

Contre indications
-

Indications principales
- Pour diminuer l'agressivité d'une personne
- Pour tempérer une personne ayant tendance à chercher la chamaillerie ou la bagarre
- Pour rester patient
- Pour conserver une humeur égale
- Pour rester calme malgré une situation difficile au travail comme à la maison
- Pour garder son sang-froid face à une situation conflictuelle
- Pour éviter de s'emporter « pour des broutilles »

À retenir
- Pour avoir une patience d'ange +
- Utile contre la colère ++
- Pour supporter avec calme une situation difficile ++

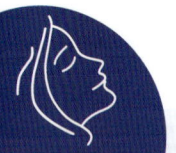

© Hildegarde et les pierres

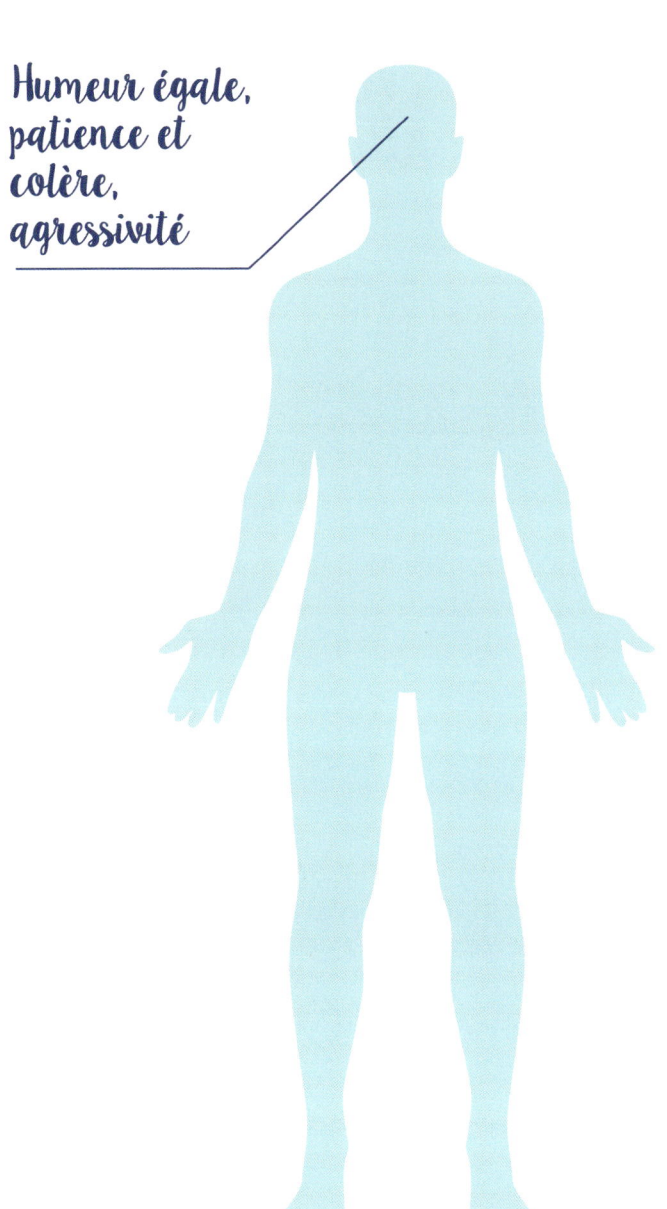

Humeur égale,
patience et
colère,
agressivité

67

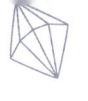

PORTER UNE AIGUE-MARINE

A tester :
de quelques heures
à plusieurs semaines

Les p'tits +

- pour maîtriser son agressivité
- pour tempérer un esprit bagarreur
- pour rester calme et patient devant une situation conflictuelle
- pour ne pas s'emporter « pour une bricole »
- pour éviter de se mettre en colère

Recette :

- porter une bague, un bracelet, un collier ou une pierre

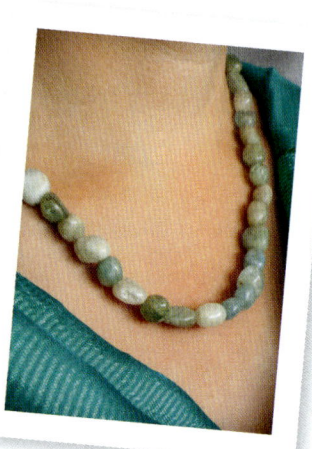

En pratique :

Porter la pierre, la regarder et la prendre dans sa main, régulièrement.

Astuces :

En bague, cela peut être très pratique.

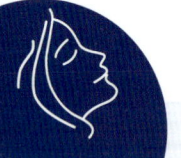

5 Calcédoine

La calcédoine est une jolie pierre d'un ton bleu ciel. C'est ainsi que l'on reconnaît facilement une personne qui pratique l'approche d'Hildegarde de Bingen, car elle la porte souvent en bracelet ou en collier.

La calcédoine est emblématique car elle permet de rester zen en toute situation et maintient en bonne santé.

Cette approche est vraiment typique de notre abbesse. La calcédoine est souvent conseillée en bracelet ou en collier, mais on trouve aussi des pierres roulées.

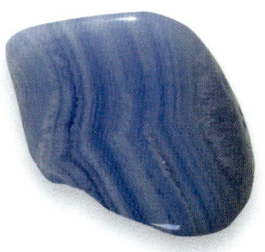

Où trouver la Calcédoine ?

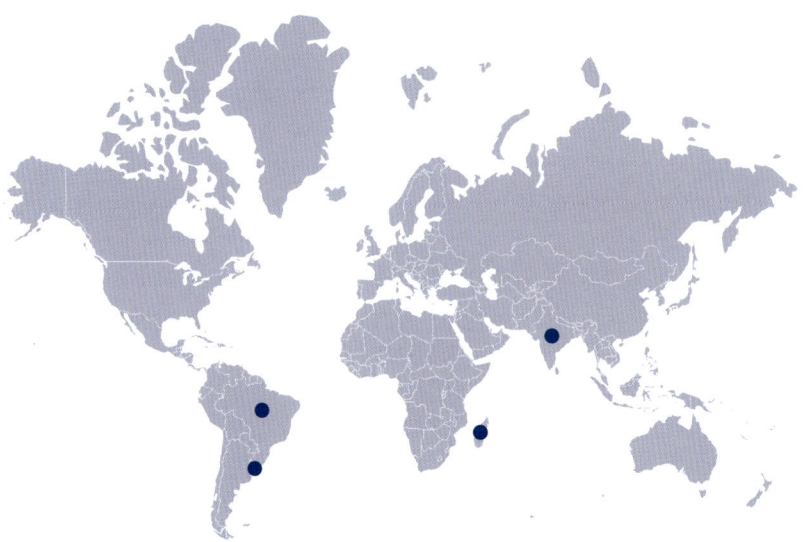

Brésil, Inde, Madagascar, Uruguay

Selon Hildegarde de Bingen :

« Si quelqu'un porte cette pierre, qu'il le fasse de façon qu'elle soit en contact avec sa peau, et que même elle se trouve placée sur une veine (…) »

« Et si l'on veut un solide talent pour parler et proclamer avec sagesse ce que l'on veut dire, il faut tenir une calcédoine dans sa main et la réchauffer de son haleine (…) »

Source : Les subtilités des créatures divines Hildegarde de Bingen - Claude METTRA - JEROME MILLON Traduction du latin Pierre MONAT - ED MILLON p. 224.

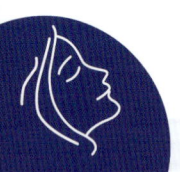

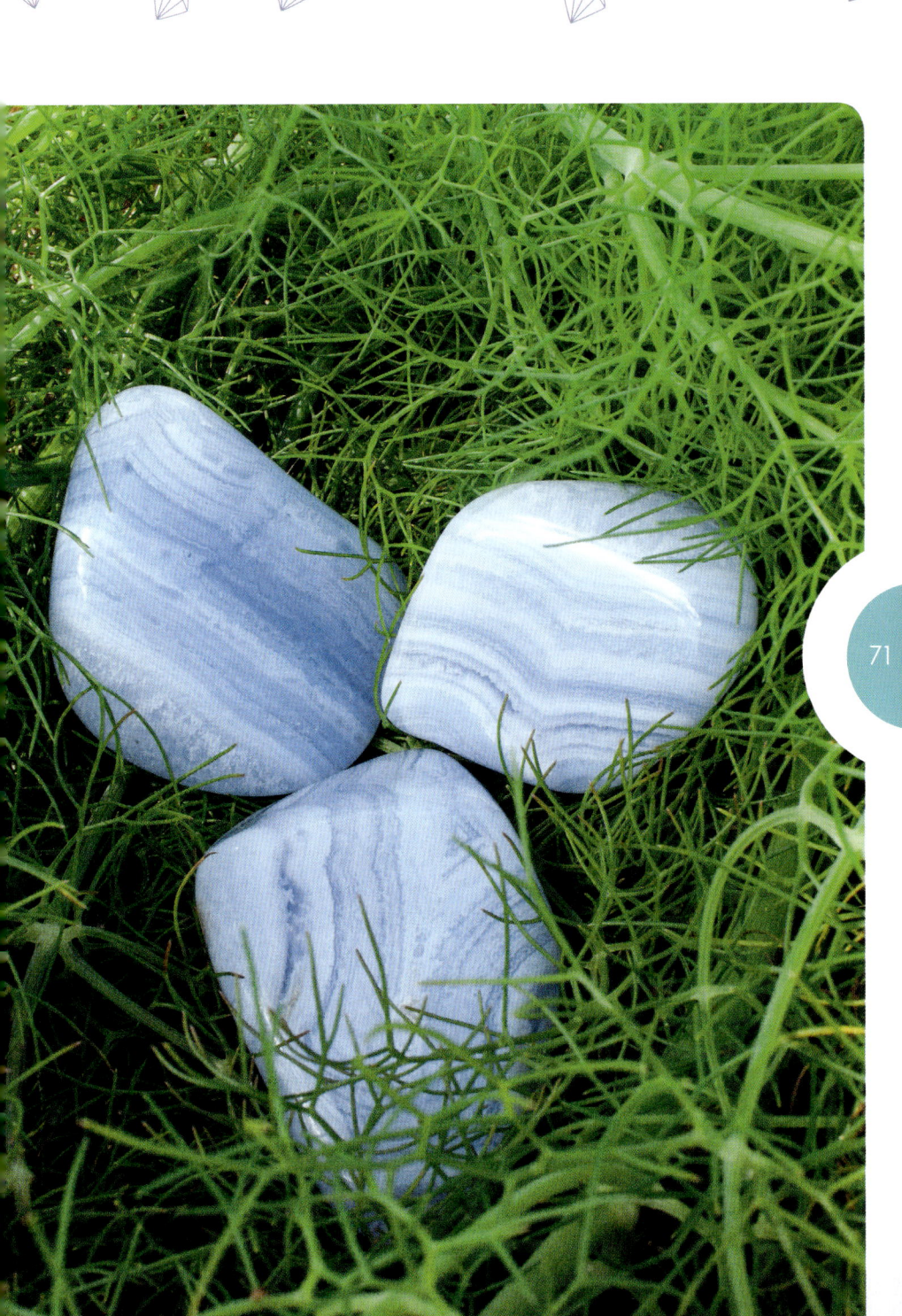

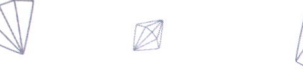

CALCEDOINE

Actions
- Stress
- Concentration
- Confiance en soi
- Voix
- Trac

Mode d'emploi
- A porter
- En application locale
- Eau de calcédoine

Contre indications
-

72

Indications principales
- Aide à maîtriser le stress
- Aide à trouver les mots justes
- Aide à éviter de « bafouiller » lors d'un discours
- Favorise la concentration
- Donne confiance en soi
- Aide à maîtriser la colère et le mécontentement
- Aide à maîtriser les sautes d'humeur
- Pour lutter contre la déprime passagère
- Protège des ondes électromagnétiques

À retenir
- Pour une prise de parole réussie ++
- Humeur variable et stress ++
- Colère +++

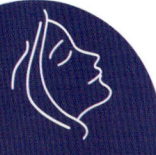

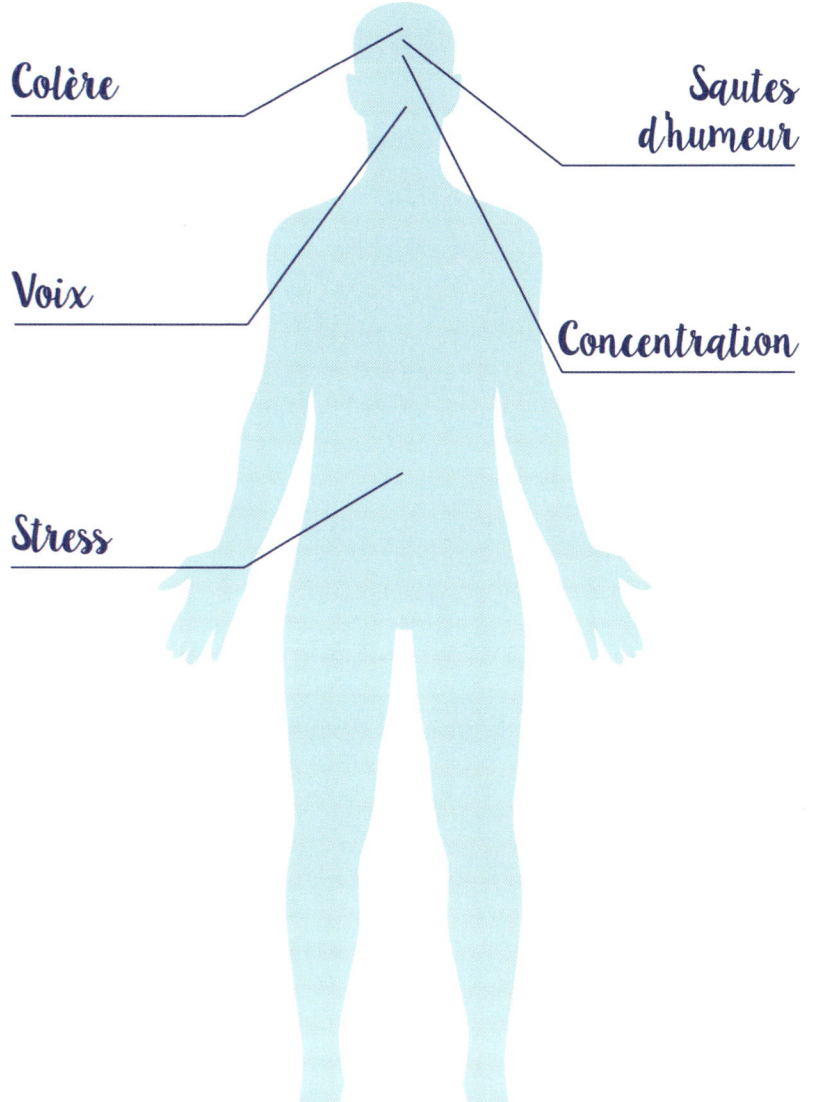

Colère

Sautes d'humeur

Voix

Concentration

Stress

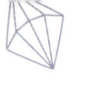

A porter :
une journée ou
en permanence

Les p'tits
+

- pour chasser les idées noires, les sautes d'humeur, la déprime passagère
- pour protéger l'organisme des effets du stress
- pour éviter de se mettre en colère
- pour diminuer les effets de la pollution électromagnétique

PORTER LA CALCEDOINE

Recette :

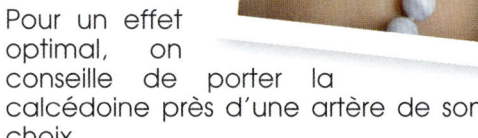

- en collier, en bracelet, en pierre
- à porter à proximité d'une artère

En pratique :

Pour un effet optimal, on conseille de porter la calcédoine près d'une artère de son choix.

Cela peut être l'artère radiale ou cubitale (mettre le bracelet au poignet) et carotide (mettre le bracelet au niveau du cou).

Astuces :

En pierre (à coller sous la montre ou à l'aide d'un sparadrap au niveau du poignet).

La passer sous l'eau le soir, et la mettre au soleil régulièrement pour la recharger.

74

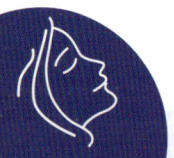

APPLICATION DE LA CALCEDOINE

Recette :

- une pierre de calcédoine de 3 cm environ

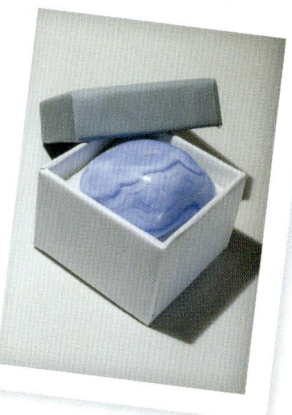

A faire :
juste avant la prise de parole ou en cas de trac

Les p'tits +

- aide à parler avec aisance et à se concentrer, évite « les bafouillements », donne confiance en soi

En pratique :

Dans un endroit discret, avant d'entrer en scène, réchauffer à l'aide de son haleine la pierre de calcédoine et lécher la pierre.

Astuces :

A défaut d'avoir une pierre avec soi, on peut utiliser son bracelet ou son collier de calcédoine.

Préparation :
5 min

Repos :
1 h idéalement

A tester :
sur 1 semaine ou
en permanence

Les p'tits ✝

- pour protéger l'organisme des effets du stress
- pour éviter de se mettre en colère
- pour maîtriser le caractère fougueux d'un enfant ou d'un adolescent
- pour rester calme et détendu face à un stress, en complément du collier ou bracelet en cas de pollution électromagnétique

EAU DE CALCEDOINE

Recette :

- une pierre de calcédoine de 3 cm environ
- une bouteille d'eau en verre

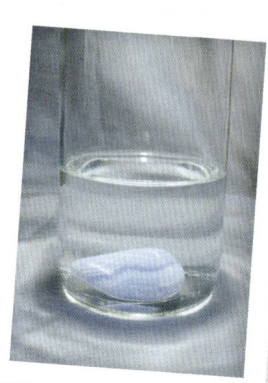

En pratique :

Pour tous, plonger la pierre de calcédoine dans la bouteille, patienter une heure idéalement. Boire ensuite cette eau ou cuisiner avec.

Pour les animaux de compagnie, mettre la pierre dans l'eau de boisson.

Astuces :

Cette adaptation m'est venue pour aider les animaux de compagnie lorsque les propriétaires partent en vacances et qu'ils se retrouvent stressés ou pour calmer les jeunes chats ou chiens très nerveux et donc peu disciplinés. Et cela fonctionne !

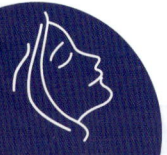

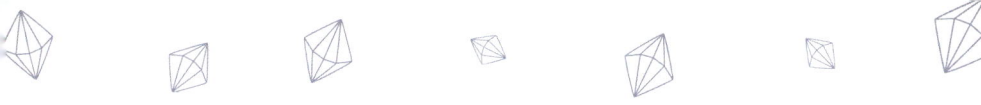

6 Chrysolithe

La chrysolithe est aussi appelée Olivine ou Péridot en raison de sa couleur verte olive.

C'est une pierre d'origine volcanique, qui peut être de vert-jaune à vert brunâtre, à ne pas confondre avec l'émeraude...

Le Péridot est composé de magnésium, de fer et de silice, ce qui lui procure des vertus apaisantes sur de nombreux troubles. Par exemple, il est utilisé en lithothérapie classique, pour les problèmes de peau et pour la digestion. Une pierre que l'on trouve aujourd'hui en Arizona, au Pakistan et même au Vietnam.

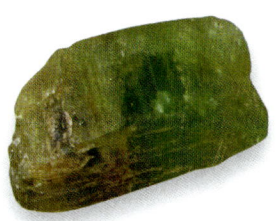

Où trouver la Chrysolithe ?

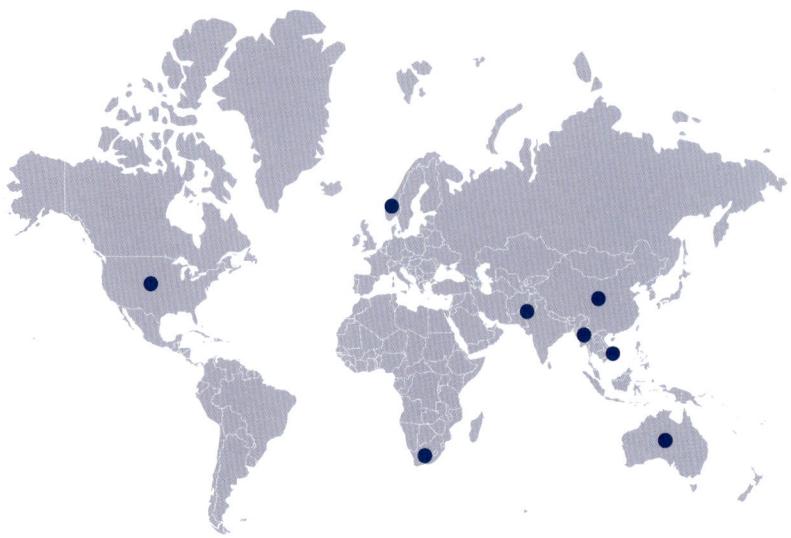

*Afrique du Sud, Australie, Birmanie, Norvège,
Etats-Unis, Chine, Pakistan, Vietnam*

Selon Hildegarde de Bingen :

« Cette pierre augmente la connaissance et le savoir-faire. Durant tout le temps que l'on pose une chrysolithe sur son cœur, la connaissance et l'habilité ne font pas défaut. PL1256D »

« Une personne fiévreuse doit chauffer du vin et tenir au-dessus une chrysolithe (…) »

Source : Médecine des pierres précieuses de Ste Hildegarde Dr HERTZKA et Dr STREHLOW ED RESIAC p. 41.

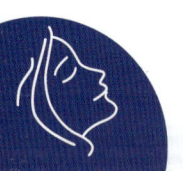

© Hildegarde et les pierres

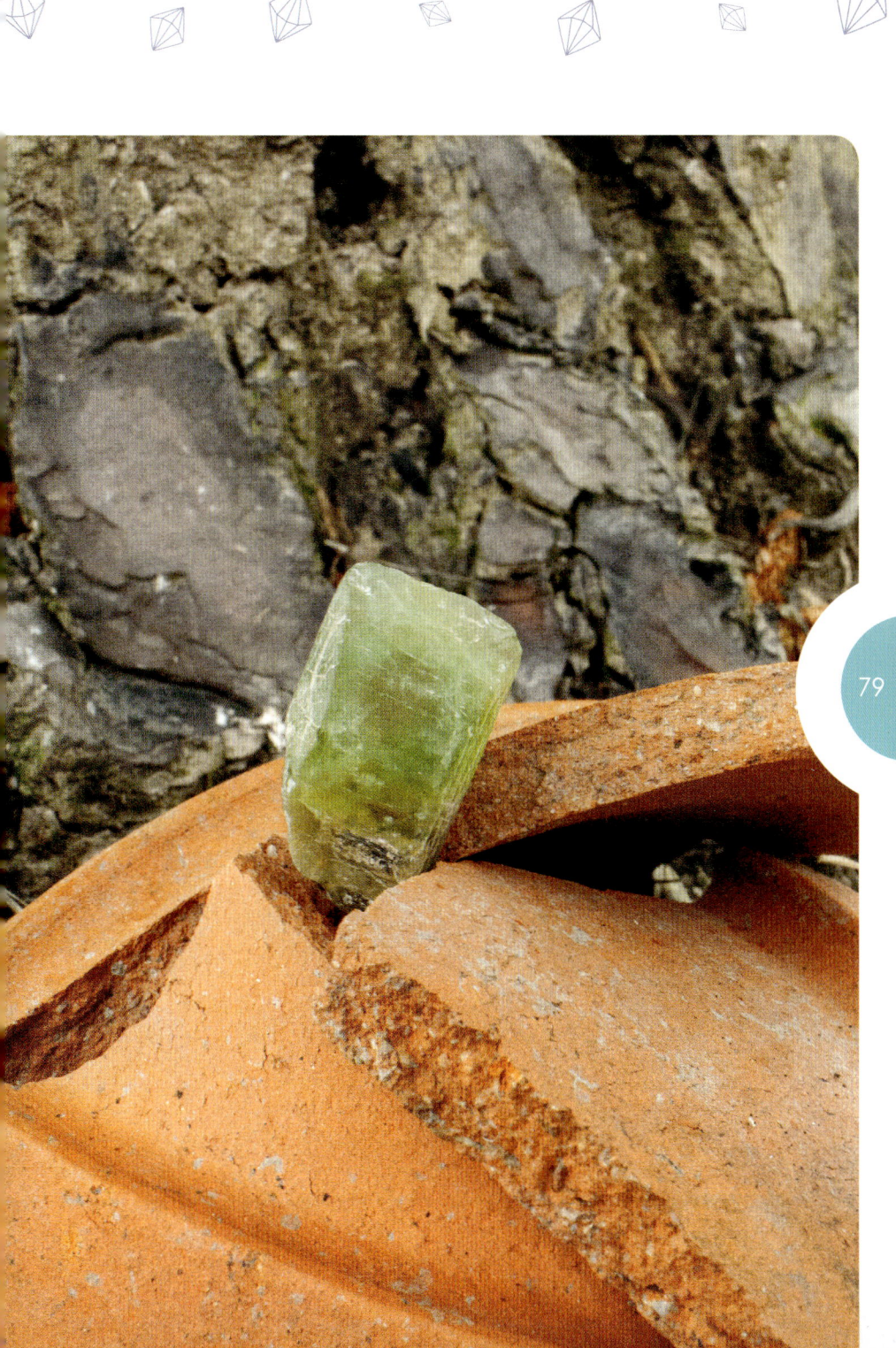

CHRYSOLITHE

Actions
- Croissance
- Température
- Douleur au cœur
- Facultés mentales
- Mémoire

Mode d'emploi
- Boisson à la chrysolithe
- Huile pour le corps
- A porter sur soi

Contre indications
- La boisson est déconseillée aux femmes enceintes…

Indications principales
- En cas de troubles de la croissance
- En cas de température
- Douleur au niveau du cœur
- Pour garder les nerfs solides
- Pour maintenir la concentration en cas de fatigue ou lors d'un stress
- Pour conserver une bonne mémoire

À retenir
- Action positive sur la mémoire ! ++
- Cœur (douleur « pointe intercostale ») ++
- Température élevée ++

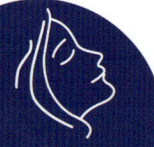

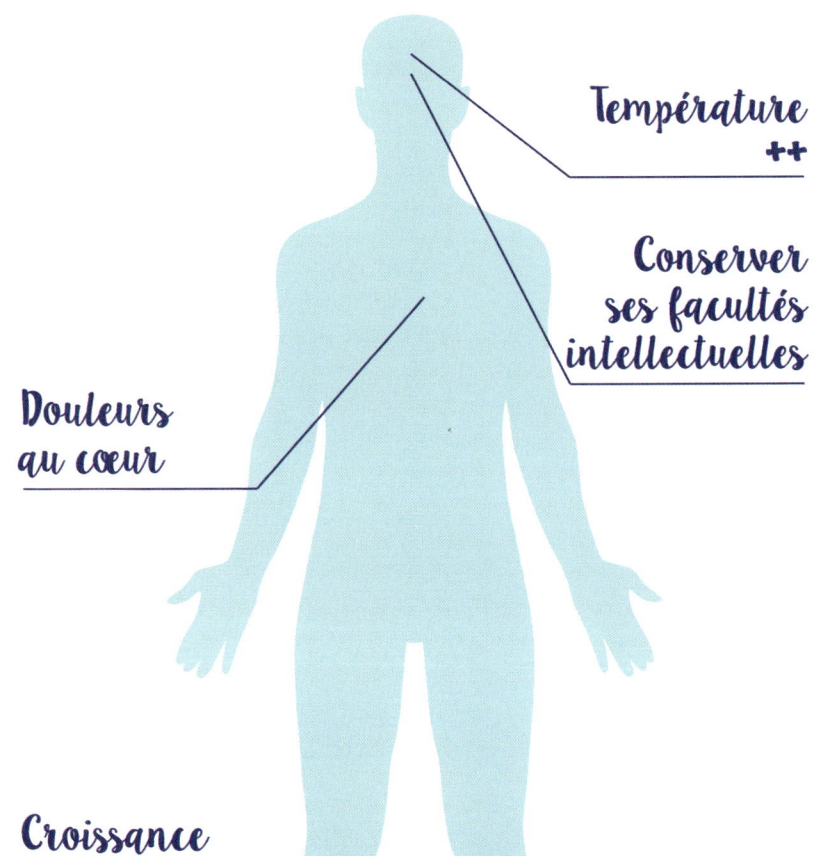

Température
++

Conserver
ses facultés
intellectuelles

Douleurs
au cœur

Croissance

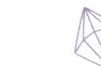

Préparation :
10 min

Repos :
30 min

A tester :
3 fois par jour

Les p'tits ✝

- idéal contre la fièvre chez une personne adulte

BOISSON A LA CHRYSOLITHE

Recette :

- 250 ml de vin blanc ou rouge
- une chrysolithe de 1 cm

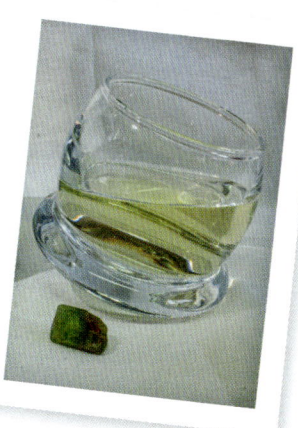

En pratique :

Placer la chrysolithe dans une passoire et disposer sur la casserole remplie de vin. Faire bouillir 5 min.

Boire le vin tiède, puis placer la pierre dans la bouche pendant 30 min.

Astuces :

Pour un enfant, on peut utiliser le jus de raisin en remplacement du vin.

© Hildegarde et les pierres

HUILE A LA CHRYSOLITHE

Préparation :
1 min

A tester :
5 min lors d'une
sensation de
douleur

Recette :

- une pierre roulée de chrysolithe de 1 à 2 cm
- 1 cuillère à café d'huile d'olive

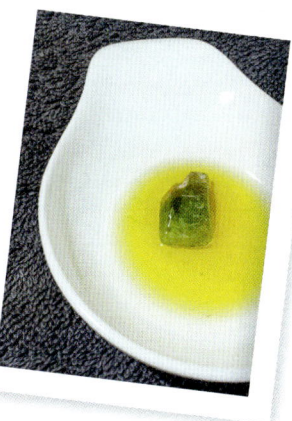

En pratique :

Enduire la pierre avec l'huile d'olive et masser localement environ 5 min.

On peut aussi laisser la pierre dans un petit flacon de 50 ml rempli d'huile d'olive et se masser avec l'huile à la chrysolithe dès que le besoin s'en fait sentir.

Astuces :

En cas de douleur vive au niveau du cœur, il est difficile d'évaluer soi-même le niveau de gravité de celle-ci. Il est important de consulter un médecin pour déterminer la ou les causes possibles.

Les p'tits ✝

- douleur au niveau du cœur, d'origine nerveuse, située vers le 3e espace intercostal (au niveau des côtes)
- apporte un soulagement immédiat

83

© Hildegarde et les pierres

A tester :
une journée
ou plusieurs mois

Les p'tits +

- favorise la croissance
- aide l'enfant ayant des difficultés à acquérir l'aptitude à marcher
- aide à garder le self-control et la concentration en toute situation
- pour les personnes stressées et fatiguées travaillant sur un ordinateur tout au long de la journée
- aide également à conserver une bonne mémoire et à conserver « toute sa tête » jusqu'à un âge avancé

PORTER LA CHRYSOLITHE

Recette :

- porter la chrysolithe en collier ou en bracelet

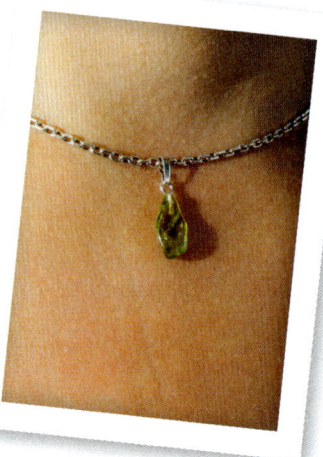

En pratique :

En bracelet au poignet ou à la cheville chez l'enfant, en collier chez l'adulte pour garder les nerfs solides.

Astuces :

En bracelet pour favoriser la croissance et la marche des enfants, en collier au niveau de l'artère carotide pour conserver son self-control, la mémoire et la concentration en cas de travail intense sur l'ordinateur.

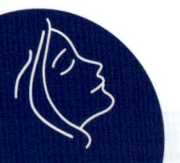

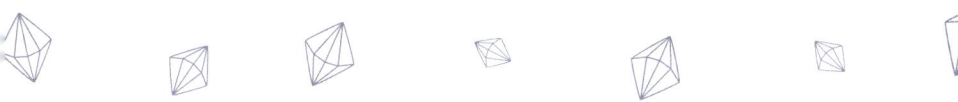

7 *Chrysoprase*

Une pierre d'une couleur éclatante, inhabituelle et fascinante, un peu verte fluo. C'est sûr, avec ce coloris, on ne peut pas la confondre avec l'émeraude ou la chrysolithe… Une couleur donc remarquable et remarquée en toutes circonstances, une pierre qui de par son rayonnement « vert » apporte équilibre et paix…

Alexandre Le Grand (356 av. J.-C.) aimait et arborait déjà la chrysoprase. Une utilisation qui remonte donc bien avant l'époque d'Hildegarde de Bingen…

On trouve aujourd'hui facilement des pendentifs, bracelets, colliers et pierres roulées.

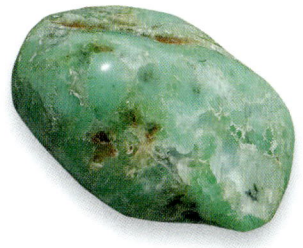

Où trouver la Chrysoprase ?

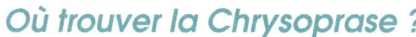

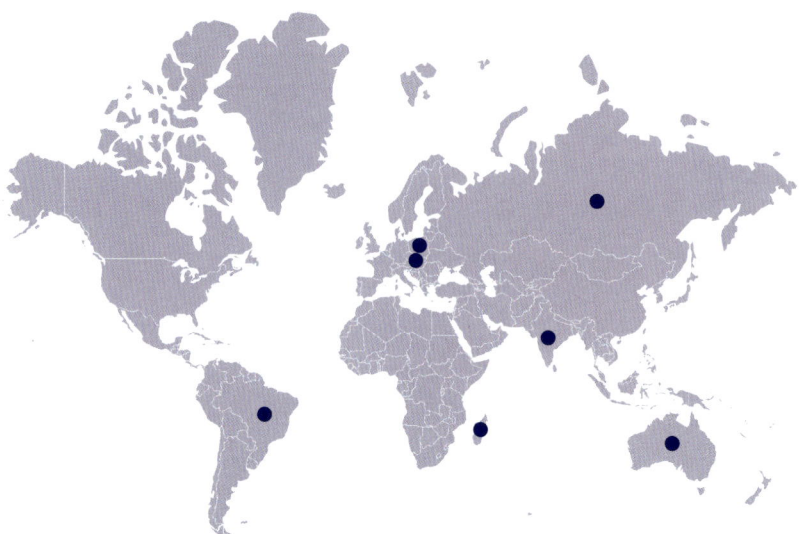

*Australie, Brésil, Russie, Inde, Madagascar,
Tchéquie / Slovaquie, Pologne*

Selon Hildegarde de Bingen :

« Si quelqu'un est très en colère, il faut placer cette pierre sur sa gorge assez longtemps pour qu'elle s'échauffe : ainsi, il ne pourra prononcer les mots de sa colère, jusqu'à ce que sa colère soit apaisée. »

« Dans cette chaleur tempérée et régulière, il y a beaucoup de forces ; cela vient du fait que la chrysoprase n'est pas trop chaude, mais tempérée. »

Source : Les subtilités des créatures divines Hildegarde de Bingen - Claude METTRA - JEROME MILLON Traduction du latin Pierre MONAT - ED MILLON p. 225.

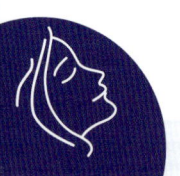

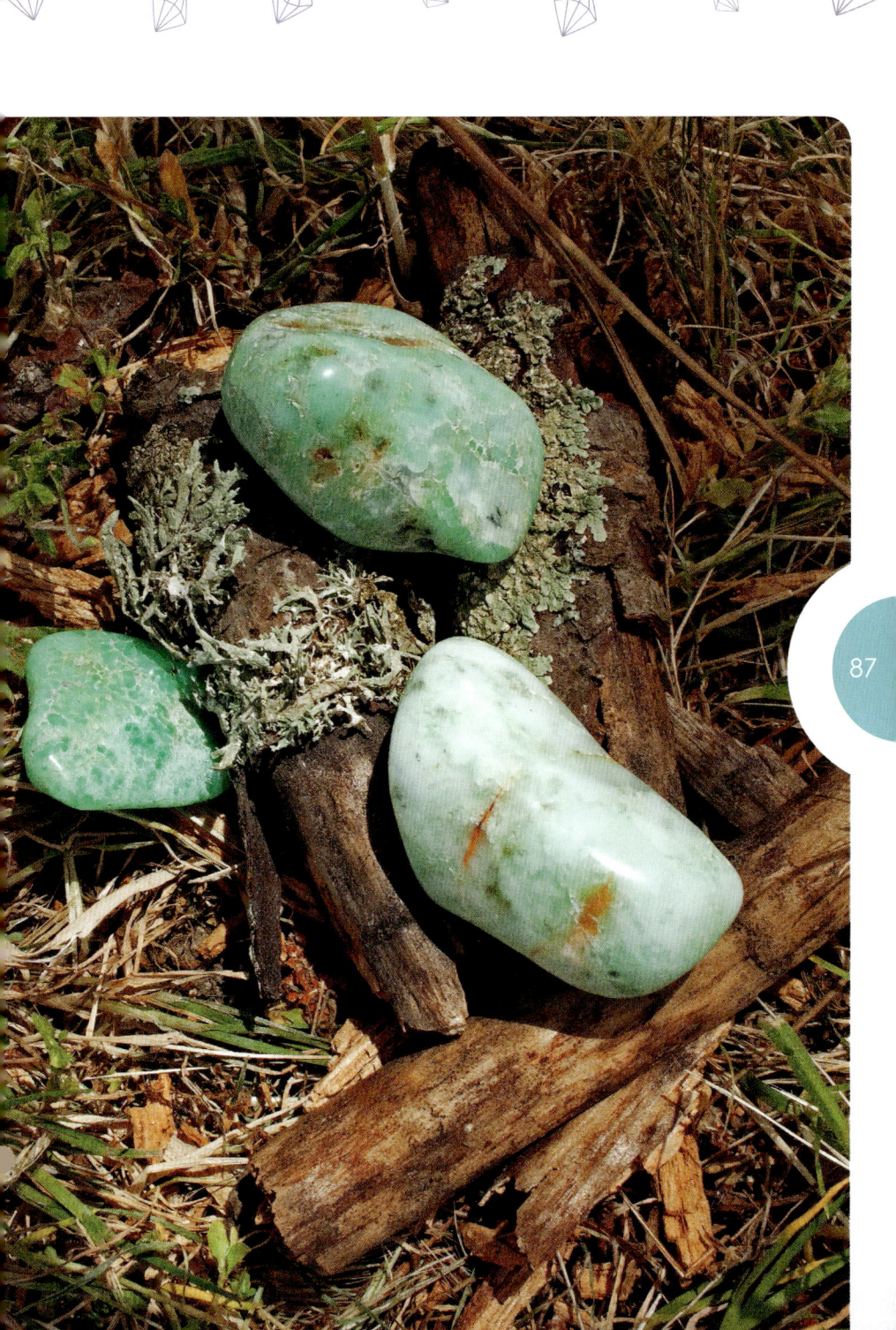

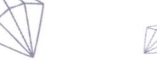

CHRYSOPRASE

Actions
- Douleurs articulaires
- Prévention des troubles épileptiques
- Etre vert de rage / accès de colère

Mode d'emploi
- Cataplasme
- Collier ou bracelet à porter
- En pendentif

Contre indications
-

Indications principales
- Accès de colère, « se sentir vert de rage »
- En cas de douleurs articulaires
- En cas de douleur intense au niveau des doigts ou des orteils
- Pour prévenir les crises épileptiques
- En cas de mécontentement
- En cas de troubles auto-immuns en lien avec des colères fréquentes

À retenir
- Douleurs articulaires +++
- Prévention des crises épileptiques +
- Colère fréquente +

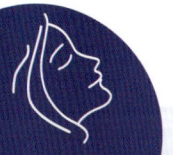

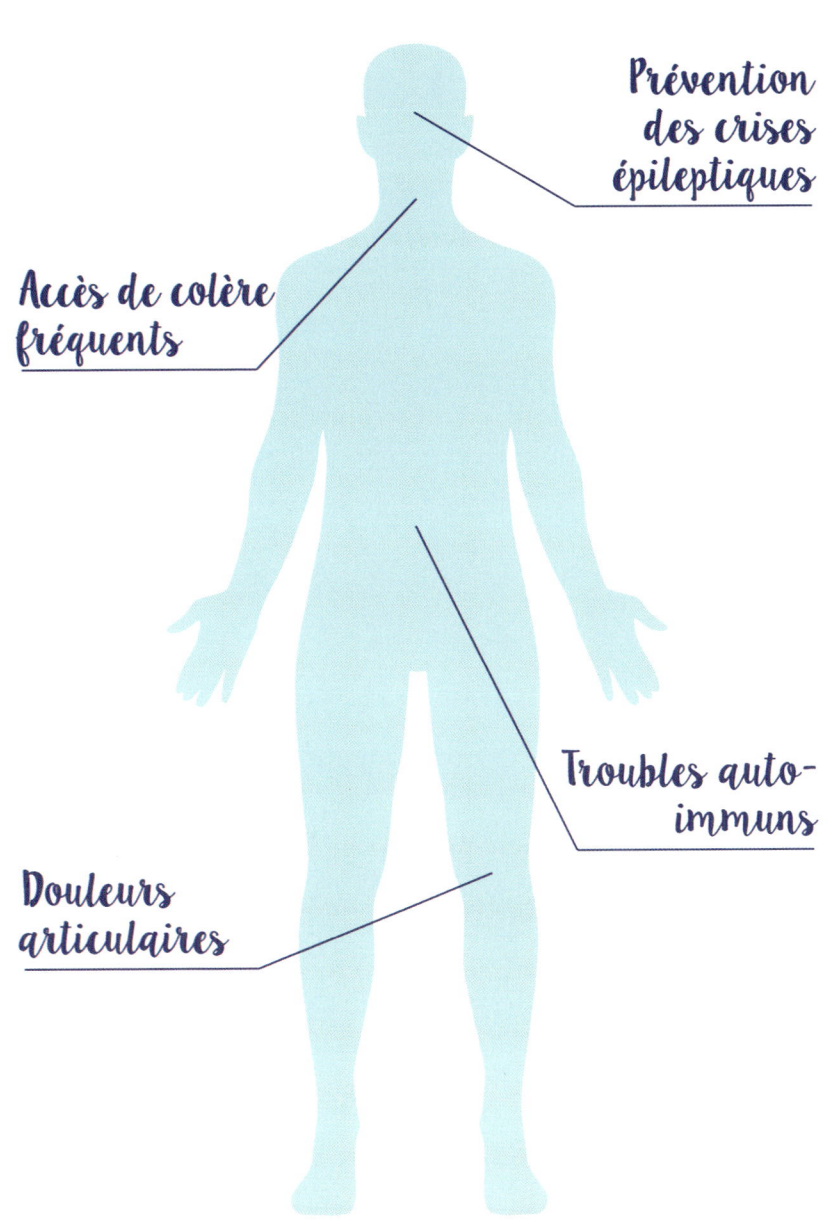

Prévention
des crises
épileptiques

Accès de colère
fréquents

Troubles auto-
immuns

Douleurs
articulaires

89

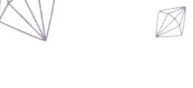

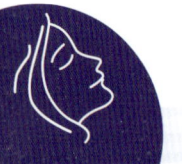

A tester :
de 10 min à
plusieurs jours

Les p'tits +

- en cas de douleurs « normales » ou intenses aux doigts, aux poignets, aux genoux, aux pieds

90

CATAPLASME A LA CHRYSOPRASE

Recette :

- 1 pierre de chrysoprase de 1 à 3 cm
- du sparadrap

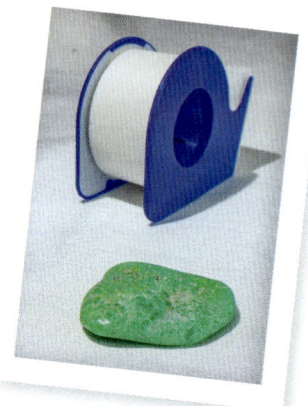

En pratique :

Poser la chrysoprase sur l'endroit douloureux et mettre du sparadrap en forme de croix, pour bien maintenir la pierre.

Astuces :

En fonction de la localisation, on peut aussi utiliser un bracelet. Cela est utile pour les poignets ou les chevilles. Quand on a plusieurs articulations douloureuses, il est conseillé de porter collier ou pendentif et bracelets.

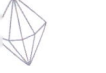

PORTER UN COLLIER OU BRACELET DE CHRYSOPRASE

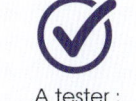

A tester :
ponctuellement ou
en permanence

Recette :

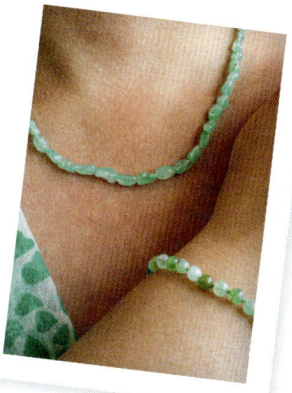

- Collier ou bracelet de chrysoprase

les p'tits ✝

- pour prévenir les désordres épileptiques

En pratique :

Porter en permanence sur soi le collier ou le bracelet dès que l'on en ressent le besoin, par exemple, dans une période « sensible » ou dans les périodes stressantes propices à des crises potentielles.

Astuces :

Pour les hommes, un bracelet sera plus discret à porter. Cependant, il existe des colliers très fins qui sont unisexes.

PORTER UN PENDENTIF DE CHRYSOPRASE

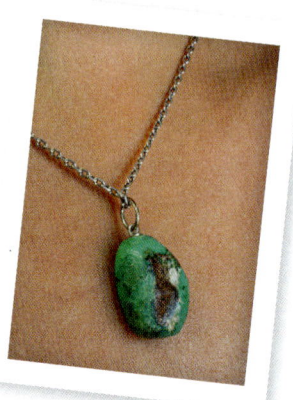

A tester :
ponctuellement

Les p'tits +

- en cas d'accès de colère, de sensation de mécontentement, lorsque l'on se sent « vert de rage »

Recette :

- une chaîne en or, en argent ou un cordon
- un pendentif de chrysoprase de 2 à 3 cm environ

En pratique :

En cas de sensation de trop plein ou « d'explosion imminente », quand on a le sentiment que la colère monte, il est conseillé de porter un pendentif au niveau de la gorge, pour faire disparaître « cette montée en puissance ».

Astuces :

A défaut d'avoir un pendentif, on peut utiliser une pierre de chrysoprase que l'on dispose avec du sparadrap sur la gorge…

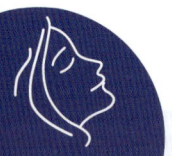

8 Cornaline

Cette pierre est de couleur rouge sang, elle est très souvent imitée, c'est pourquoi il convient de choisir un magasin sérieux pour se la procurer…

Sa couleur unique nous met sur la voie de son indication. En effet, elle est utile pour les troubles de la circulation… Sa coloration est due à l'oxyde de fer qu'elle contient.

En lithothérapie classique, elle est recommandée pour les problèmes féminins. Hildegarde de Bingen la conseille indifféremment que l'on soit un homme ou une femme.

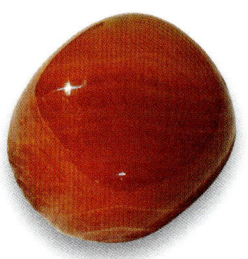

Où trouver la Cornaline ?

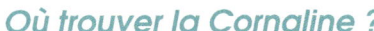

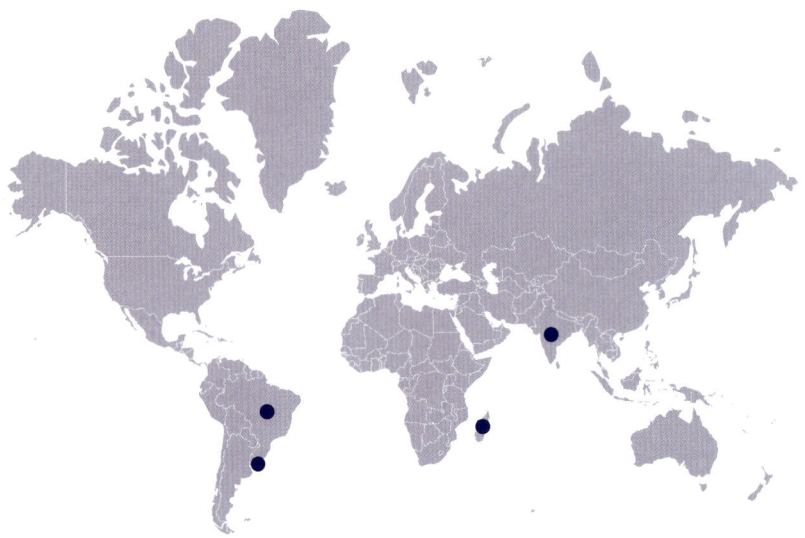

**Brésil, Inde,
Madagascar, Uruguay**

Selon Hildegarde de Bingen :

« La cornaline naît plutôt de l'air chaud que de l'air froid et nous la trouvons dans le sable. (...) il faut faire chauffer du vin, et quand il est chaud, y plonger une cornaline. Boire de ce vin, et le sang cessera de couler. »

Source : Les subtilités des créatures divines Hildegarde de Bingen - Claude METTRA - JEROME MILLON Traduction du latin Pierre MONAT - ED MILLON p. 238.

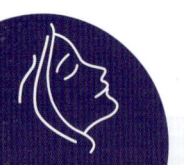

© Hildegarde et les pierres

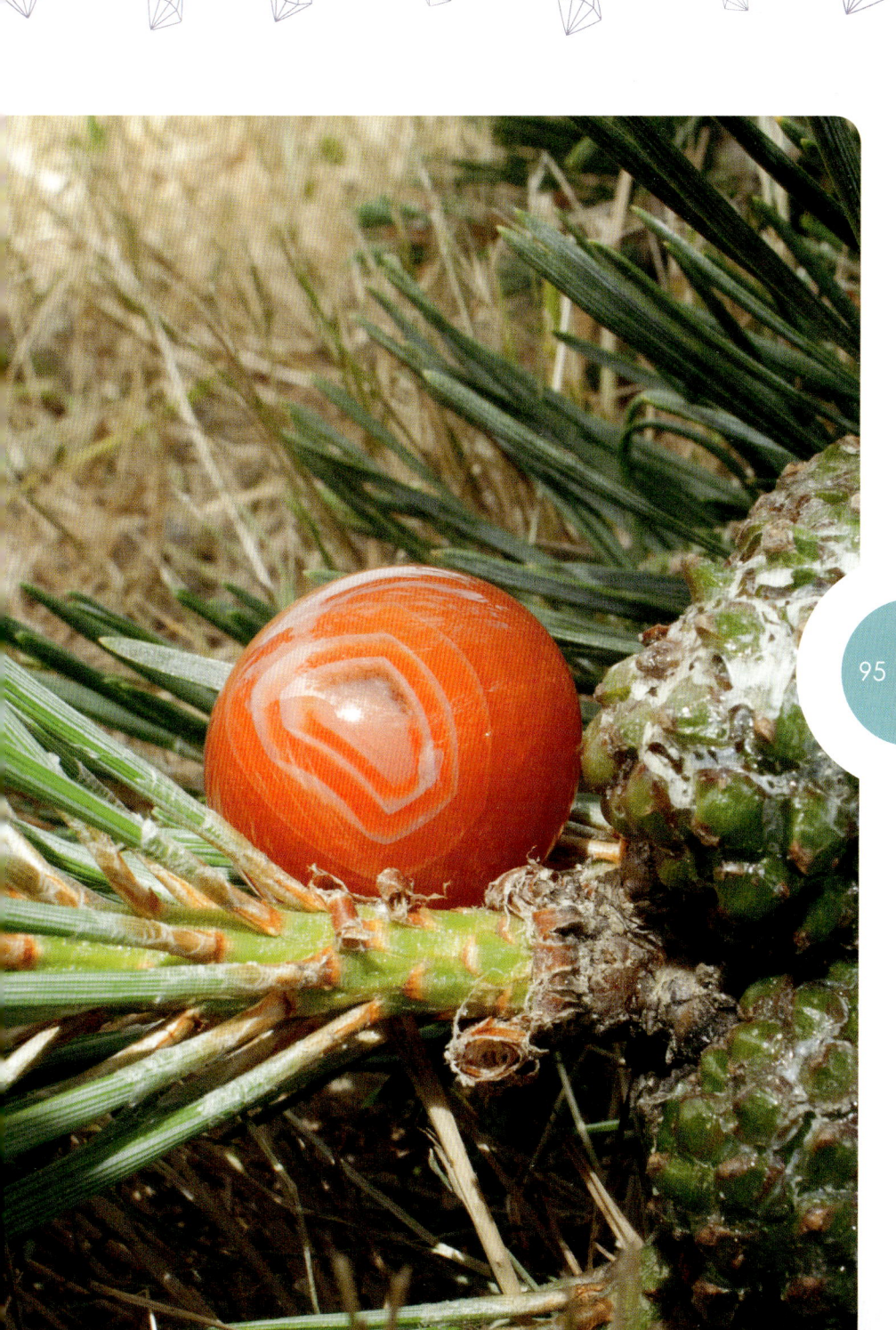

CORNALINE

Actions
- Saignements de nez

Mode d'emploi
- En collier

Contre indications
- ⟋

Indications principales
- Pour les personnes ayant le nez qui saigne spontanément, sans raison apparente
- En prévention, chez les personnes ayant fréquemment le sang qui jaillit du nez*
- En prévention, pour les personnes effectuant un voyage en altitude et qui ont souvent le nez qui saigne

À retenir
- Sang émis par le nez de façon occasionnelle +++
- Sang émis par le nez fréquemment* +++
- En prévention +++

* Il faut en parallèle consulter un médecin pour écarter tout problème majeur.

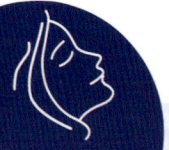

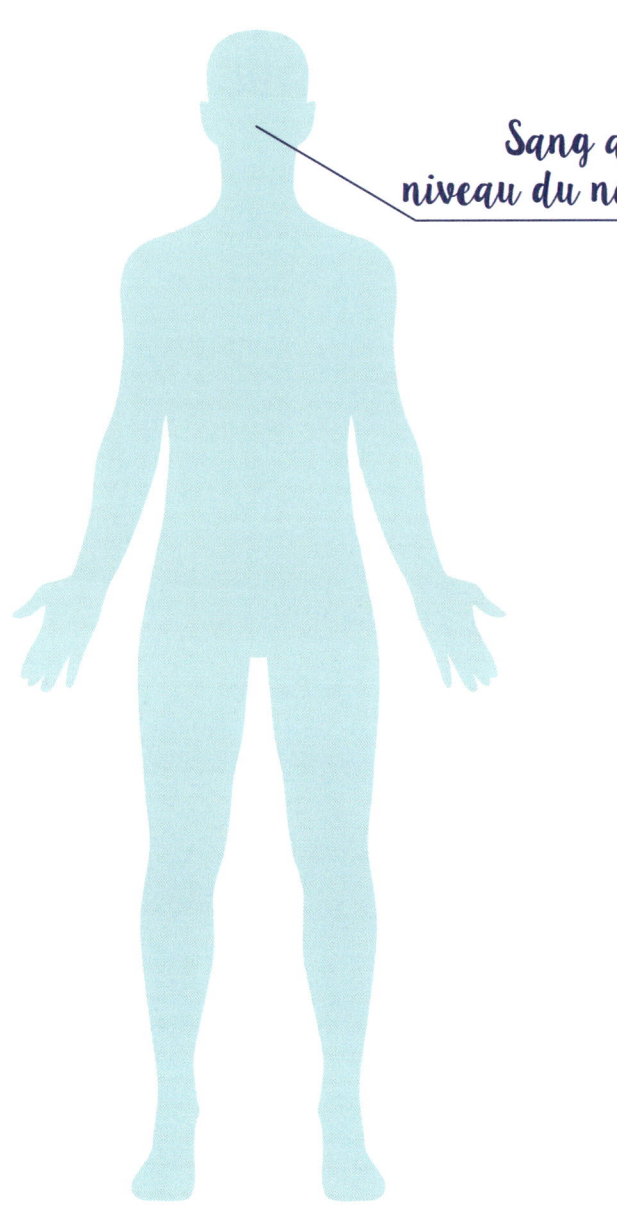

Sang au
niveau du nez

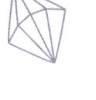

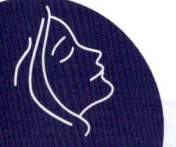

A tester :
ponctuellement ou dans la durée sur plusieurs mois

Les p'tits +

• en prévention d'un voyage en altitude ou pour éviter les récidives chez les personnes saignant souvent du nez que ce soit ponctuellement ou régulièrement

PORTER UN COLLIER DE CORNALINE

Recette :

• un collier de cornaline (peu importe la taille de la pierre)

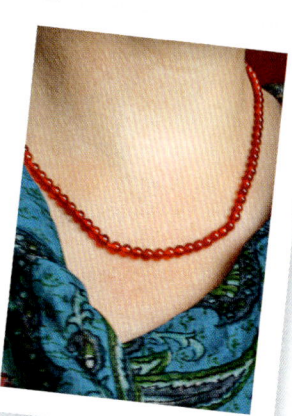

En pratique :

A porter en prévention durant la journée et le ranger soigneusement dans le coffret à bijoux le soir. Si la pierre est d'environ 3 mm, elle est fragile et il n'est pas recommandé de dormir avec, elle pourrait se casser facilement.

En cas d'urgence, on peut mettre son collier de cornaline de suite, en attendant de se rendre en consultation.

Astuces :

On peut aussi mettre la pierre dans une tasse de vin doux et faire bouillir. Retirer la pierre et boire la préparation chaude à petites gorgées.

9 Cristal de roche

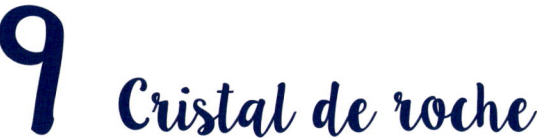

Le cristal de roche est une pierre transparente et cristalline qui scintille en présence de la lumière. Il a l'apparence de la glace à cause de sa couleur incolore, mais il n'en est rien…

Il est également appelé cristal de quartz ou quartz. Sa composition en dioxyde de silicium est un atout supplémentaire. Il existe de nombreuses sortes de quartz. Si l'on ne possède pas de cristal de roche, on peut le remplacer par le quartz rose qui a les mêmes propriétés. Le cristal de roche est une pierre très répandue et très connue à travers le globe…

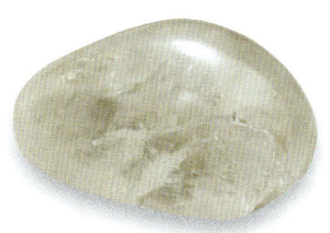

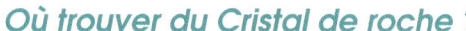

Où trouver du Cristal de roche ?

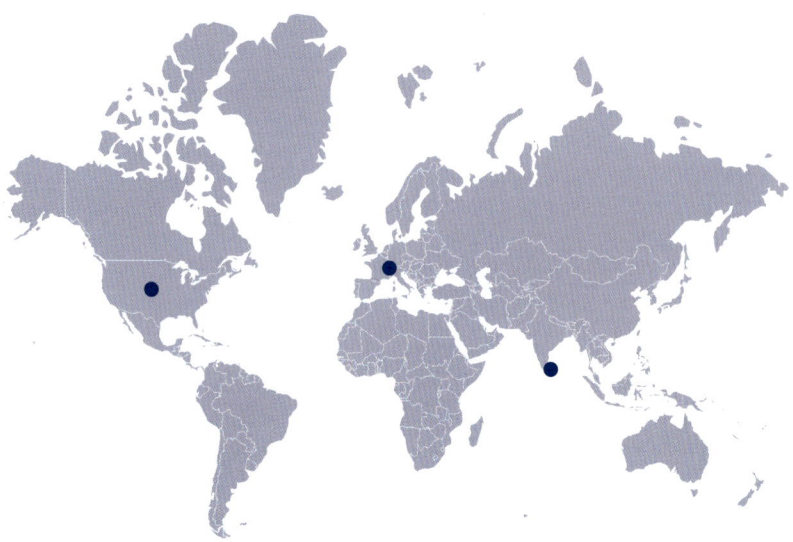

Etats-Unis, Suisse,
Sri Lanka

Selon Hildegarde de Bingen :

« Si on souffre du cœur, de l'estomac ou du ventre, faire chauffer un cristal au soleil, verser l'eau par-dessus dès qu'il est chaud, laisser le cristal dans cette eau pendant un moment, puis le retirer et boire l'eau. Ainsi le cœur, l'estomac ou le ventre se portera mieux. »

Source : Les subtilités des créatures divines Hildegarde de Bingen - Claude METTRA - JEROME MILLON Traduction du latin Pierre MONAT - ED MILLON p. 236.

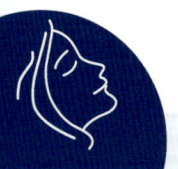

© Hildegarde et les pierres

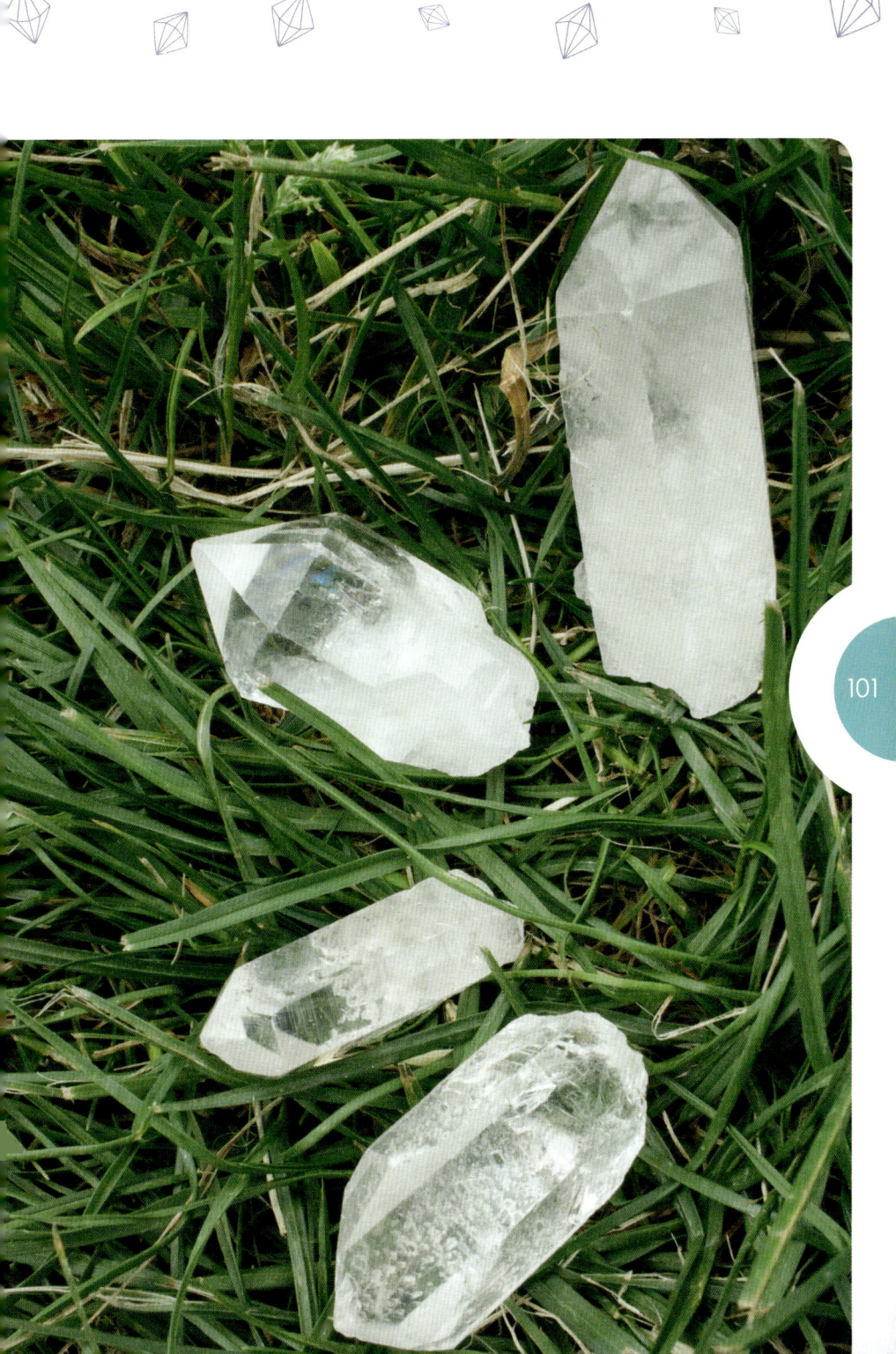

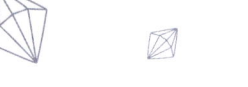

CRISTAL DE ROCHE

Actions
- Thyroïde
- Apaisement de la gorge
- Stress et angoisse qui se portent sur le cœur
- Troubles du transit
- Yeux

Mode d'emploi
- Eau de cristal de roche
- Collier
- Pierre

Contre indications
- Précaution : le cristal de roche est une pierre puissante, on peut la porter 1h/jour, c'est suffisant pour avoir un effet optimal

Indications principales
- Pour retrouver une bonne vue
- Apporte un confort lors de petits troubles mineurs au niveau des yeux
- A tester lorsque l'on commence à y voir « moins clair »
- Pour le confort du transit
- Pour apaiser la gorge irritée
- Nervosité et cœur « qui tapent »
- Harmonise le système nerveux
- Confort de la thyroïde

À retenir
- Équilibre de la thyroïde ++
- Gorge +
- Transit +

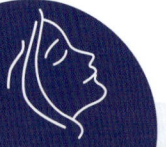

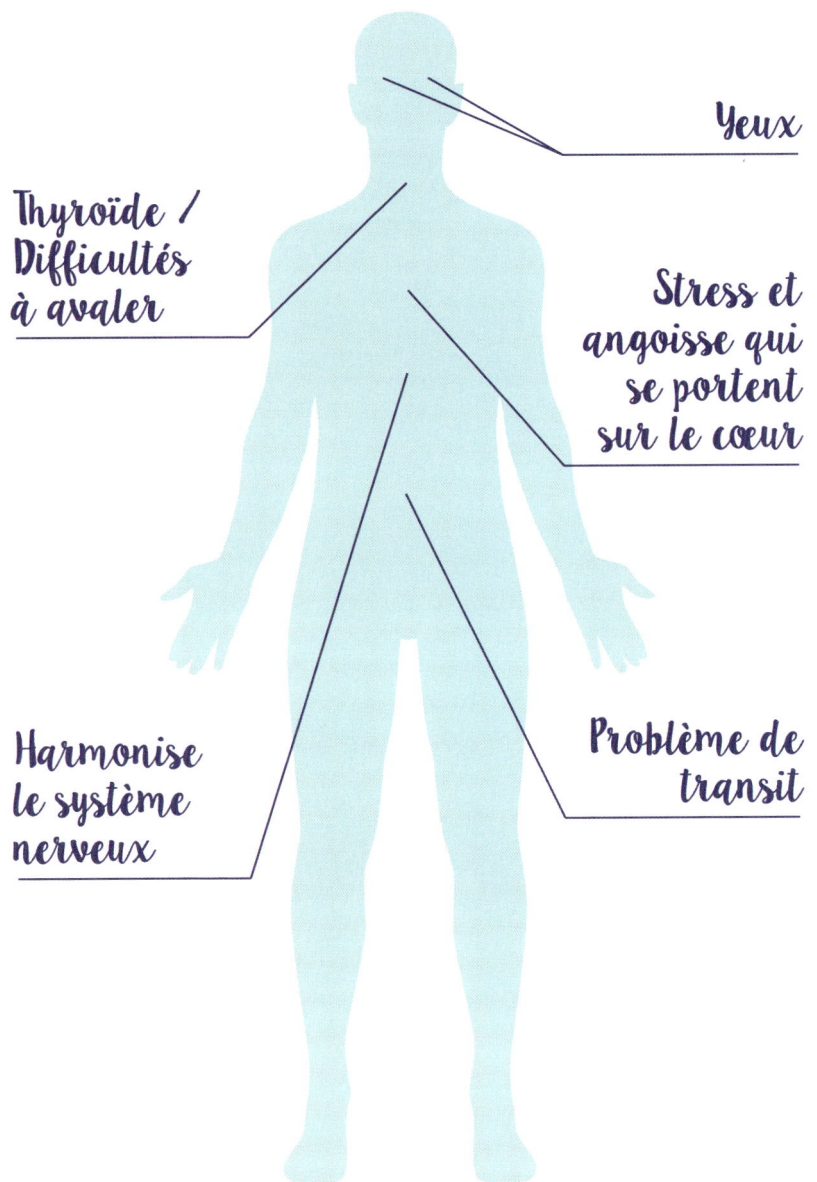

Yeux

Thyroïde / Difficultés à avaler

Stress et angoisse qui se portent sur le cœur

Harmonise le système nerveux

Problème de transit

103

EAU DE CRISTAL DE ROCHE

Préparation :
3 min

Repos :
5 min ou 1 nuit

A tester :
une fois par jour

Les p'tits +

- en cas de troubles du transit, quand l'on se sent nerveux et que le cœur « tape », par exemple en cas de stress
- pour le confort et la détente de la base avant du cou et notamment de la thyroïde
- pour apaiser les difficultés à avaler quand la gorge est irritée

Recette :

- une pierre roulée ou une pointe de cristal de roche
- 250 ml d'eau ou de vin doux bio

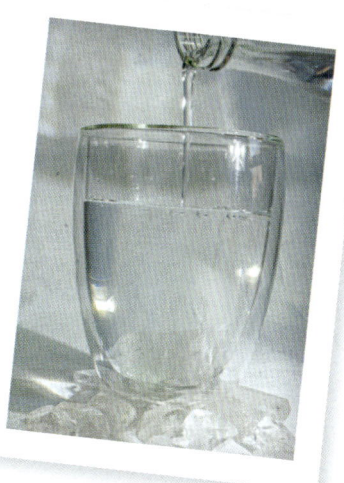

En pratique :

Exposer au soleil le cristal de roche jusqu'à ce qu'il soit chaud. Ensuite, disposer le cristal de roche environ un quart d'heure dans la boisson et boire chaque matin.

Astuces :

S'il n'y a pas de soleil, comme en hiver par exemple, on peut déposer une pierre roulée ou une pointe de cristal de roche dans une bouteille en verre pendant une nuit entière. On peut en complément porter un collier de cristal de roche environ 1 h par jour.

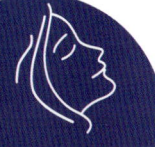

BAIN DE SOLEIL AU CRISTAL DE ROCHE

Préparation :
3 min

Repos :
20 min

A tester :
ponctuellement
ou pendant
3 semaines

Recette :

- un cristal de roche de 5 cm de diamètre
- un fauteuil « bain de soleil »

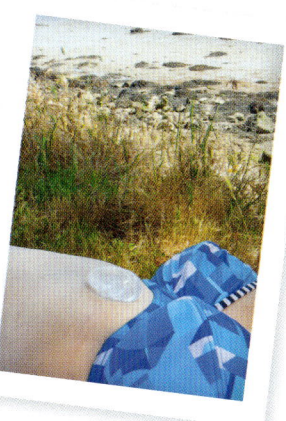

En pratique :

Disposer le cristal de roche au niveau du plexus solaire directement sur la peau et se reposer 20 min. On peut aussi en complément boire l'eau de cristal de roche.

Variante, on peut aussi réchauffer un cristal de roche au soleil et puis s'allonger à l'intérieur et le disposer ensuite localement.

Astuces :

En hiver, on peut aussi tester la recette en disposant le cristal de roche directement sur le plexus solaire, sans le mettre au soleil, c'est néanmoins moins efficace.

105

Les p'tits +

- harmonise les fonctions du système nerveux en particulier chez les personnes ayant des difficultés à dormir, accompagnées d'angoisses nocturnes et qui présentent un « emballement » de la thyroïde

CATAPLASME DE CRISTAL DE ROCHE

Préparation :
5 min

Repos :
15 min

A tester :
2 à 3 fois par jour
et pendant
plusieurs mois

Les p'tits +

- pour retrouver une bonne vue
- apporte un confort lors de petits troubles mineurs au niveau des yeux
- à tester lorsque l'on commence à y voir « moins clair »

Recette :

- 2 pierres brutes, roulées ou pointes de cristal de roche de 2 à 3 cm

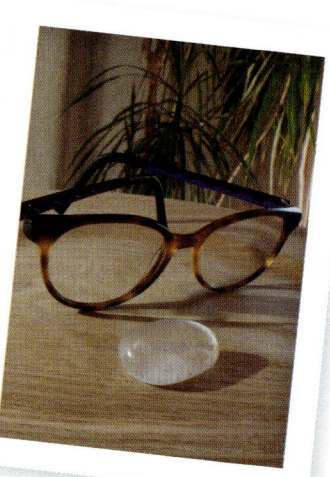

En pratique :

Disposer les pierres au soleil pendant 5 min et les déposer sur les yeux fermés, garder en place 10 min.

Astuces :

En profiter pour faire une mini-sieste en même temps.

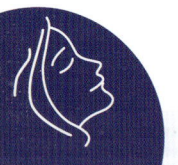

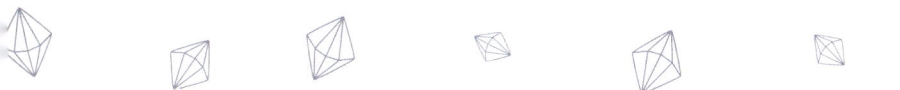

10 Diamant

« Incassable », « dur comme l'acier », « adamas » en grec, c'est l'origine du nom diamant... Cela donne de suite le ton !

Le diamant est une pierre très puissante et pour cause, son origine volcanique décrite par Hildegarde de Bingen est confirmée aujourd'hui par les géologues. On mesure la qualité du diamant en carats. Un carat correspond à 0,2 grammes... C'est pourquoi le prix d'un diamant peut rapidement s'avérer très élevé... Selon l'approche d'Hildegarde de Bingen, on utilise un diamant d'un carat ou plus...

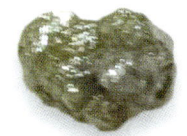

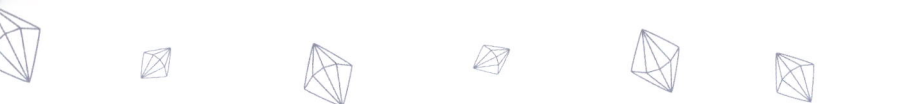

Où trouver du Diamant ?

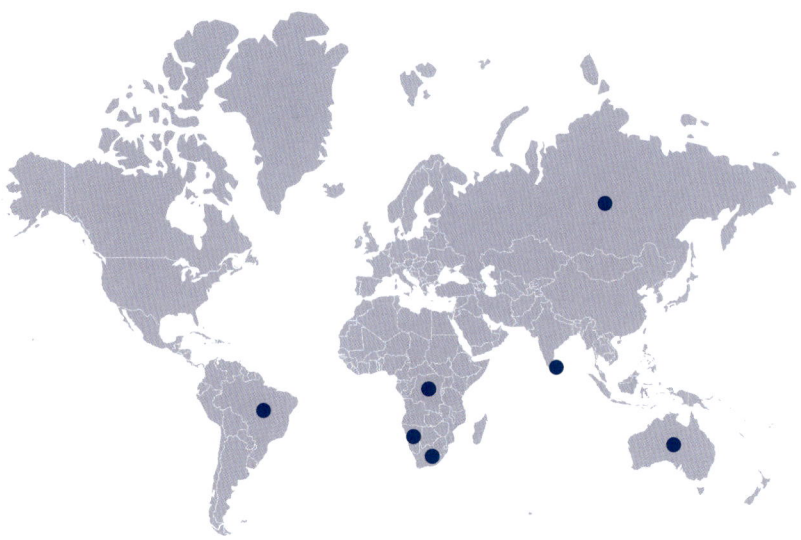

Afrique du Sud, Australie, Brésil, Russie,
République démocratique du Congo, Namibie

Selon Hildegarde de Bingen :

« Celui qui est incapable de jeûner mettra un diamant dans sa bouche : cela diminue la faim, si bien que très vite il sera capable de jeûner. »

Source : Les subtilités des créatures divines Hildegarde de Bingen - Claude METTRA - JEROME MILLON Traduction du latin Pierre MONAT - ED MILLON p. 232.

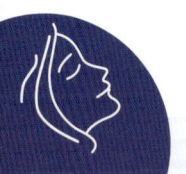

© Hildegarde et les pierres

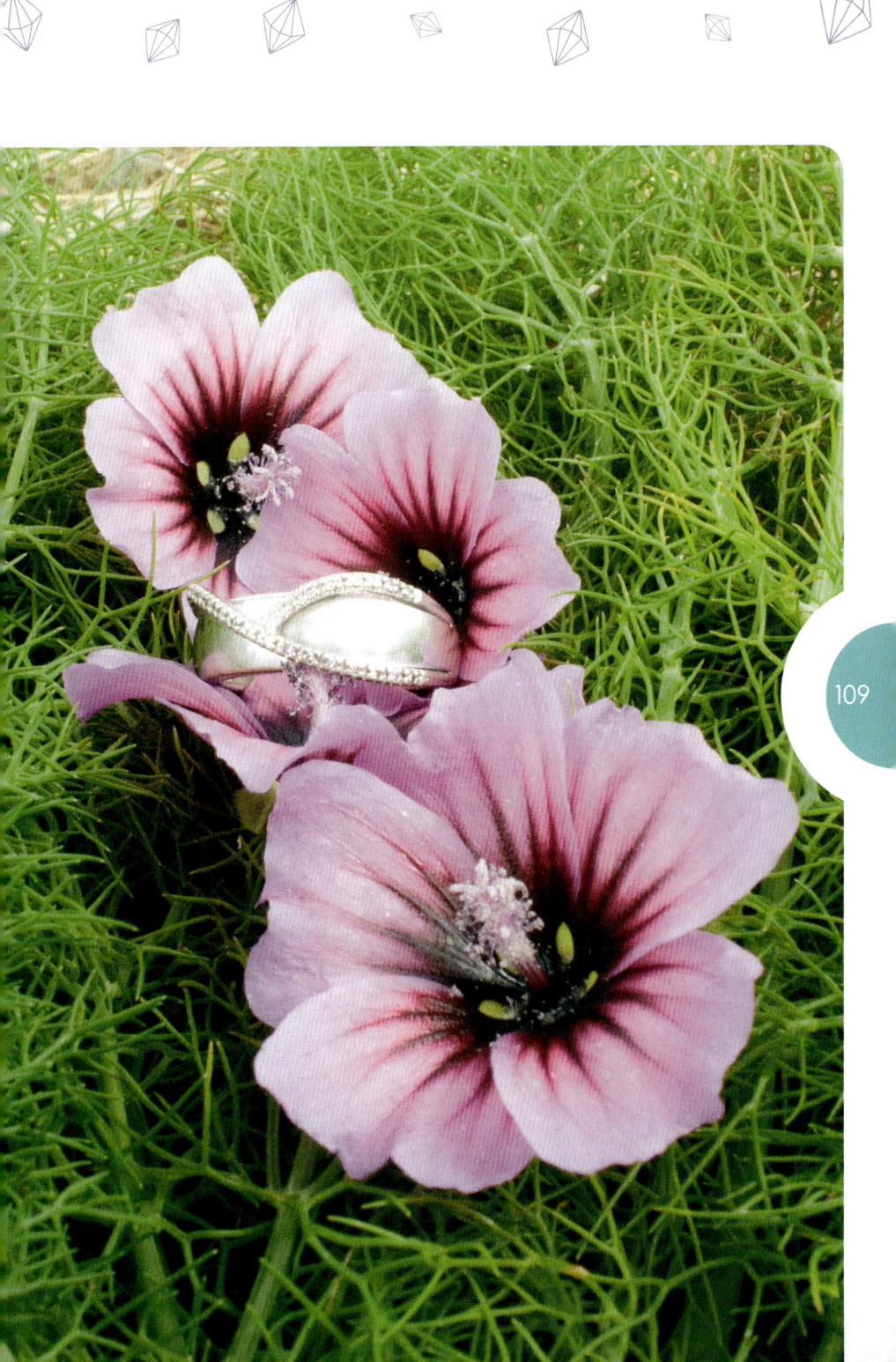

DIAMANT

Actions
- Aide aux sevrages de tous types
- Aide a réguler l'appétit
- Prévention cerveau
- Améliore le teint à tendance jaunâtre

Mode d'emploi
- Eau de diamant
- Pierre de diamant

Contre indications
- Précaution : veiller à ne pas avaler le diamant qui est en général très petit

Indications principales
- Bonne aide pour les personnes attirées par l'alcool
- Aide à se libérer d'une dépendance à une drogue ou à une médication
- Aide à limiter le tabac
- Aide à freiner l'appétit et à le réguler
- Prévention d'un problème circulatoire cérébral
- Favoriser le rétablissement suite à un problème circulatoire cérébral
- Améliorer le teint à tendance « jaune » au niveau du visage

À retenir
- Sevrage universel +
- Appétit (réguler) +++
- Prévention cerveau ++

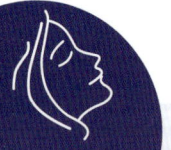

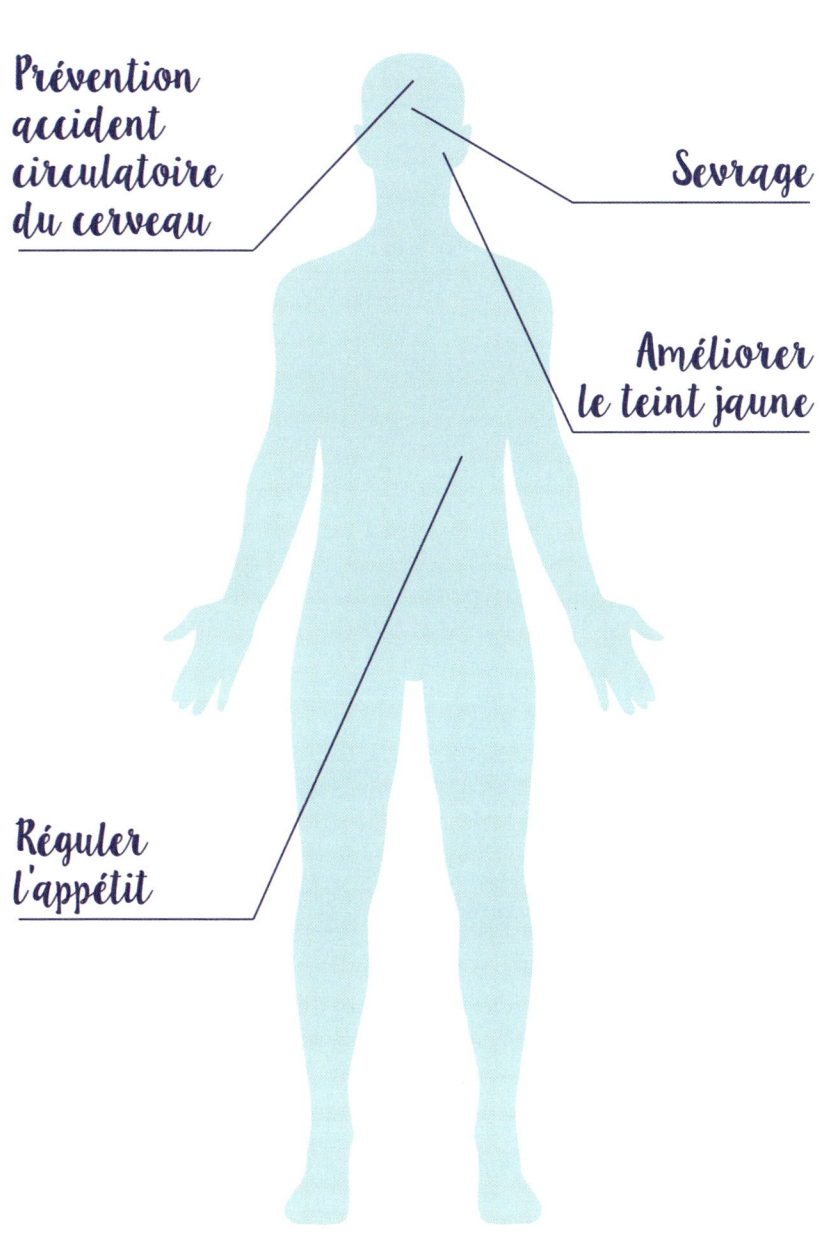

Prévention accident circulatoire du cerveau

Sevrage

Améliorer le teint jaune

Réguler l'appétit

111

Préparation :
2 min

Repos :
une journée

A prendre :
en boisson tout au
long de la journée
et pendant
1 semaine
à un mois

Les p'tits
+

- pour réguler
l'appétit, pour
se libérer des
dépendances,
prévention
et suite d'un
accident
cérébral

EAU DE DIAMANT

Recette :

- 1 diamant de 1 carat ou plus
- une bague ou pendentif en or orné d'un diamant
- eau filtrée ou de source : 1 à 5 litres d'eau

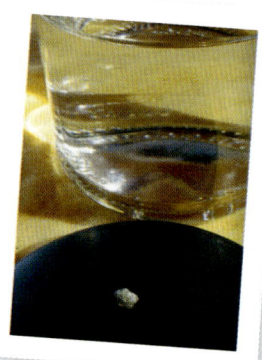

En pratique :

Verser la quantité d'eau désirée pour le lendemain (entre 1 à 5 litres) et y déposer le diamant. Laisser reposer une journée. Oter le diamant. Boire et préparer la cuisine avec l'eau de diamant.

Astuces :

On peut également prendre une chaîne en or, ornée d'un diamant. On pourra ainsi le mettre régulièrement dans la bouche. Cette astuce est intéressante en particulier pour aider à freiner l'appétit.

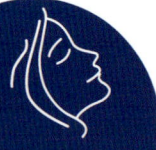

11 Émeraude

C'est l'une des pierres précieuses la plus recherchée au monde !

Sa couleur dite « verte émeraude » lui confère un reflet unique. Plus sa couleur et sa brillance sont cristallines, plus la pierre d'émeraude est chère.

Une belle émeraude en joaillerie peut atteindre facilement 30 000 €. Heureusement, pour profiter de ses bienfaits, on peut trouver des pierres non taillées autour d'une soixantaine d'euros. On peut donc utiliser une émeraude brute et porter un pendentif ou encore un collier ou un bracelet.

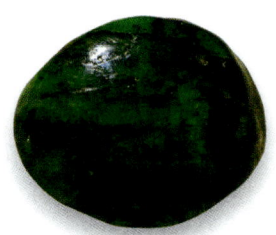

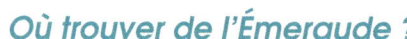

Où trouver de l'Émeraude ?

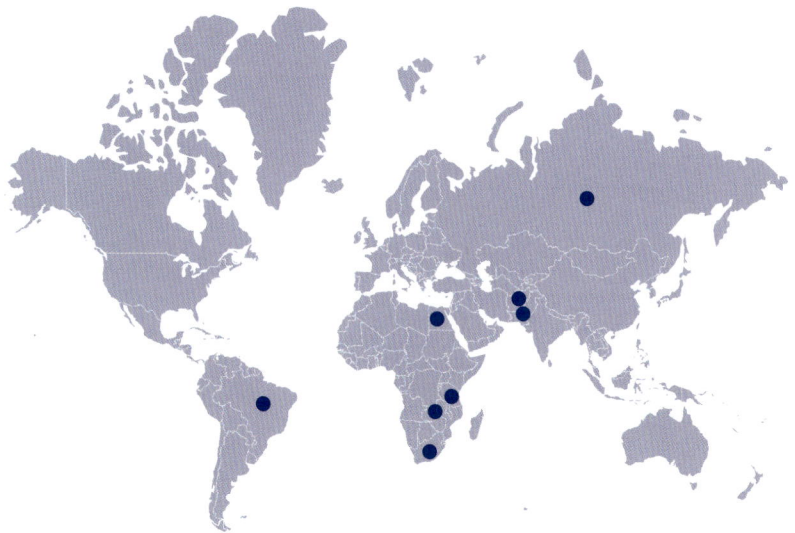

*Afrique du Sud, Afghanistan, Brésil, Egypte,
Russie, Pakistan, Tanzanie, Zambie*

Selon Hildegarde de Bingen :

« Celui qui souffre du cœur, de l'estomac ou du côté
doit conserver sur lui une émeraude, afin que la chair de
son corps en soit réchauffée : ainsi il se portera mieux. »

*Source : Les subtilités des créatures divines Hildegarde de Bingen - Claude METTRA -
JEROME MILLON Traduction du latin Pierre MONAT - ED MILLON p. 207.*

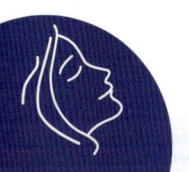

© Hildegarde et les pierres

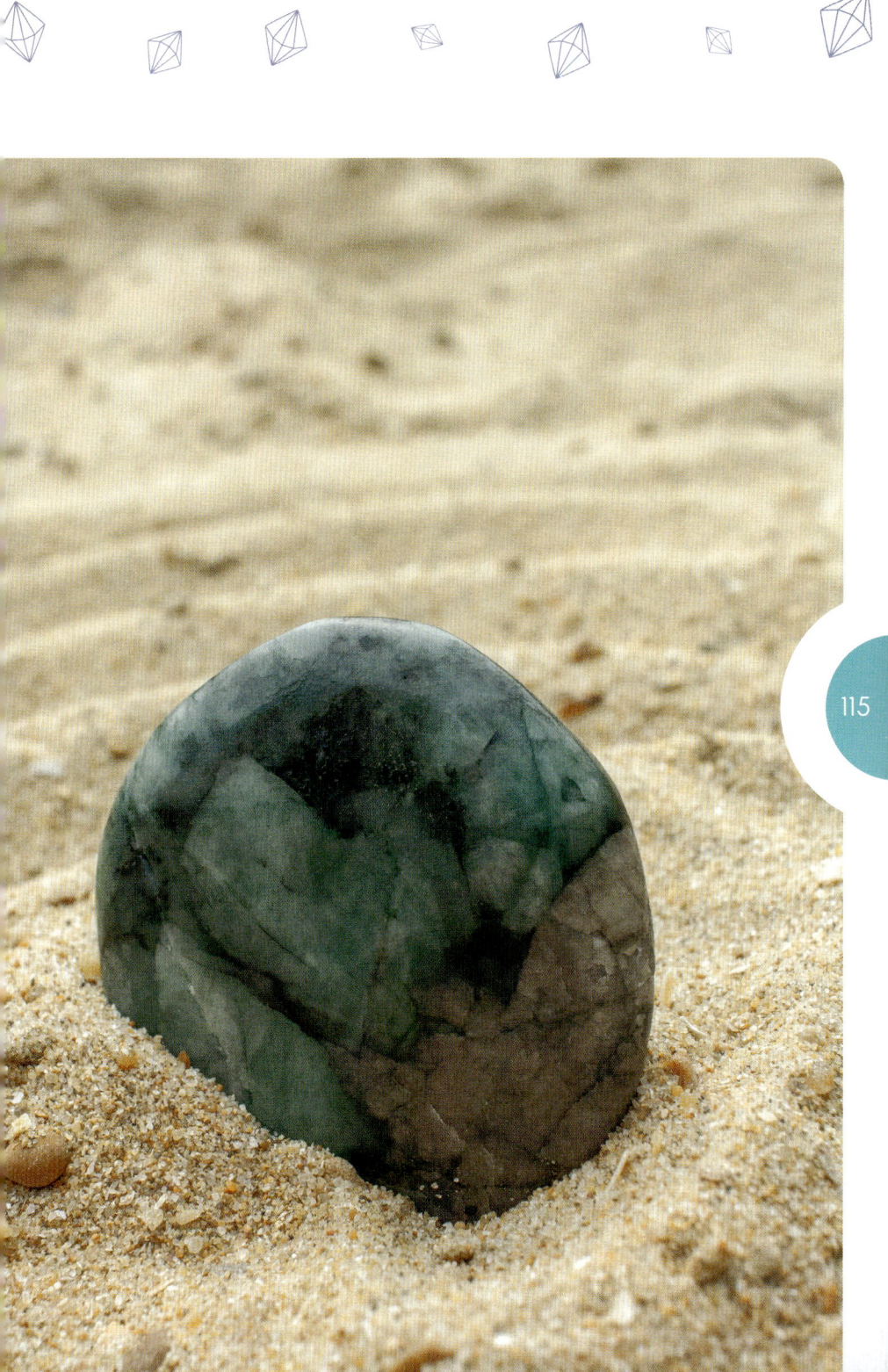

EMERAUDE

Actions
- Système immunitaire
- Lourdeur digestive
- Cœur
- Attaque virale
- Ongle
- Force mentale

Mode d'emploi
- Collier d'émeraude
- Pierre d'émeraude
- Pierre brute

Contre indications
-

Indications principales
- Soutient le cœur en cas de digestion difficile
- Stimule le système immunitaire affaiblit
- A porter en présence d'une atteinte virale
- Soutien en cas de faiblesse du cœur
- Utile en cas d'infection de l'ongle
- Bonne aide pour stimuler la vitalité et la santé
- Aide à retrouver la joie de vivre !

À retenir
- Equilibre gastro-cardiaque +++
- Immunité +
- Virus +

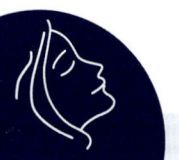

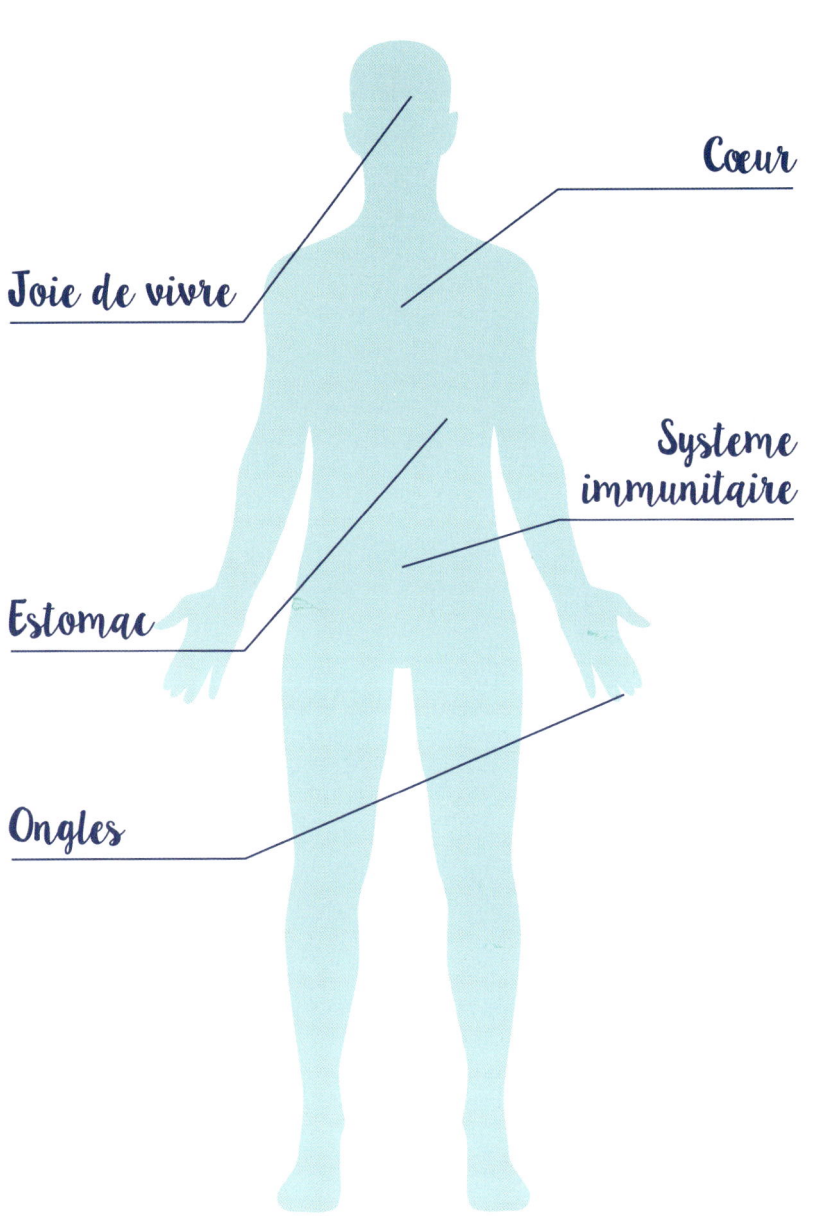

Cœur

Joie de vivre

Systeme immunitaire

Estomac

Ongles

PORTER UN COLLIER D'EMERAUDE

A tester :
porter un collier
ou choisir
un pendentif pour
un effet localisé

Les p'tits +

- douleurs violentes au niveau de la tête
- douleurs d'origine cardiaque accompagnées de lourdeurs digestives
- en soutien d'une prise d'un antiviral à base de plantes
- pour renforcer le système immunitaire
- soutient le moral et donne la joie de vivre…

Recette :

- un collier ou un pendentif ou en pierre brute

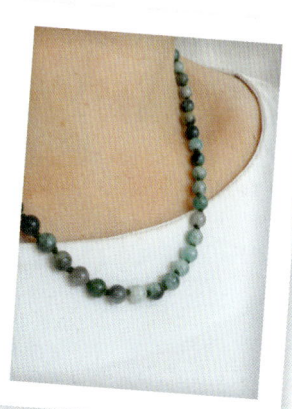

En pratique :

A porter toute la journée pour renforcer le système immunitaire. A porter localement en pendentif ou en pierre brute pour un effet de soulagement immédiat.

Astuces :

En cas de douleurs au niveau du cœur, on peut poser une émeraude localement tout en allant aux urgences. Cela rend la douleur plus supportable.

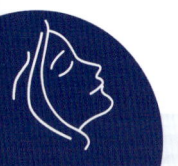

12 Hyacinthe ou Zircon rouge

La pierre d'hyacinthe n'est pas la pierre la plus attirante visuellement. Appelée également « zircon », elle est de couleur rougeâtre, voire brune, parfois orangée…

La bible mentionne également cette pierre à plusieurs reprises, notamment dans l'apocalypse. L'origine du nom hyacinthe vient de la mythologie grecque. Le dieu Apollon ayant tué son ami Hyacinthe, le sang rouge coula sur le sol, d'où le nom de la pierre… Hildegarde de Bingen nous précise que cette pierre a de nombreux bienfaits… On la trouve parfois aujourd'hui jusqu'à 8 mètres de profondeur. On peut l'utiliser en pierre brute, polie ou bien encore en collier ou en bague…

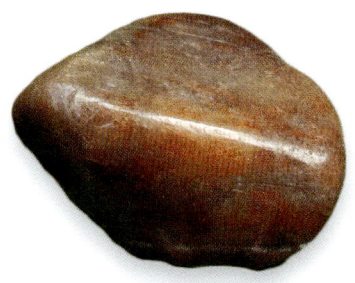

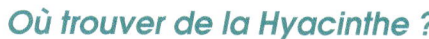

Où trouver de la Hyacinthe ?

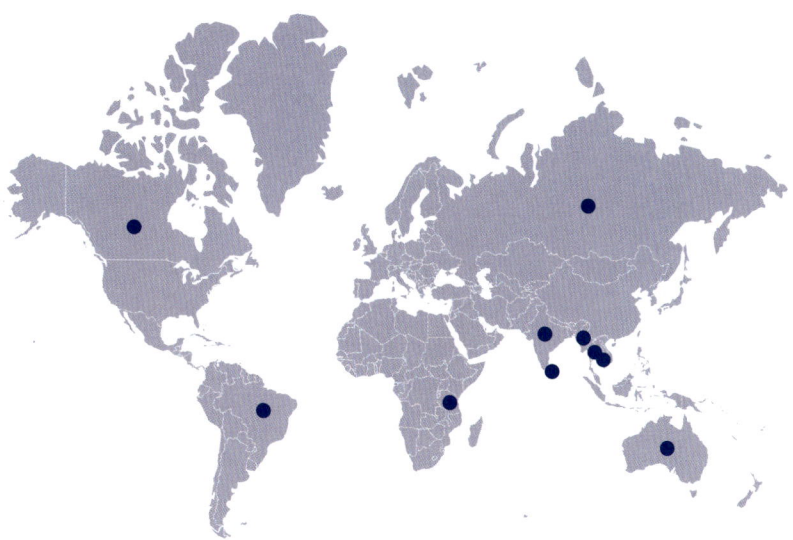

Australie (Queensland), Inde, Canada, Sri Lanka, Birmanie, Thaïlande, Cambodge, Brésil, Tanzanie, Russie

Selon Hildegarde de Bingen :

« Si quelqu'un a la vue qui s'obscurcit, les yeux qui se troublent ou s'ulcèrent, qu'il présente une hyacinthe au soleil : celle-ci se souvient aussitôt qu'elle est née du feu et s'échauffe immédiatement : (...) Qu'il fasse cela souvent, sa vue s'éclaircira et ses yeux retrouveront la santé. »

Source : Les subtilités des créatures divines Hildegarde de Bingen - Claude METTRA - JEROME MILLON Traduction du latin Pierre MONAT - ED MILLON p. 209.

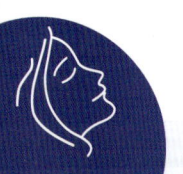

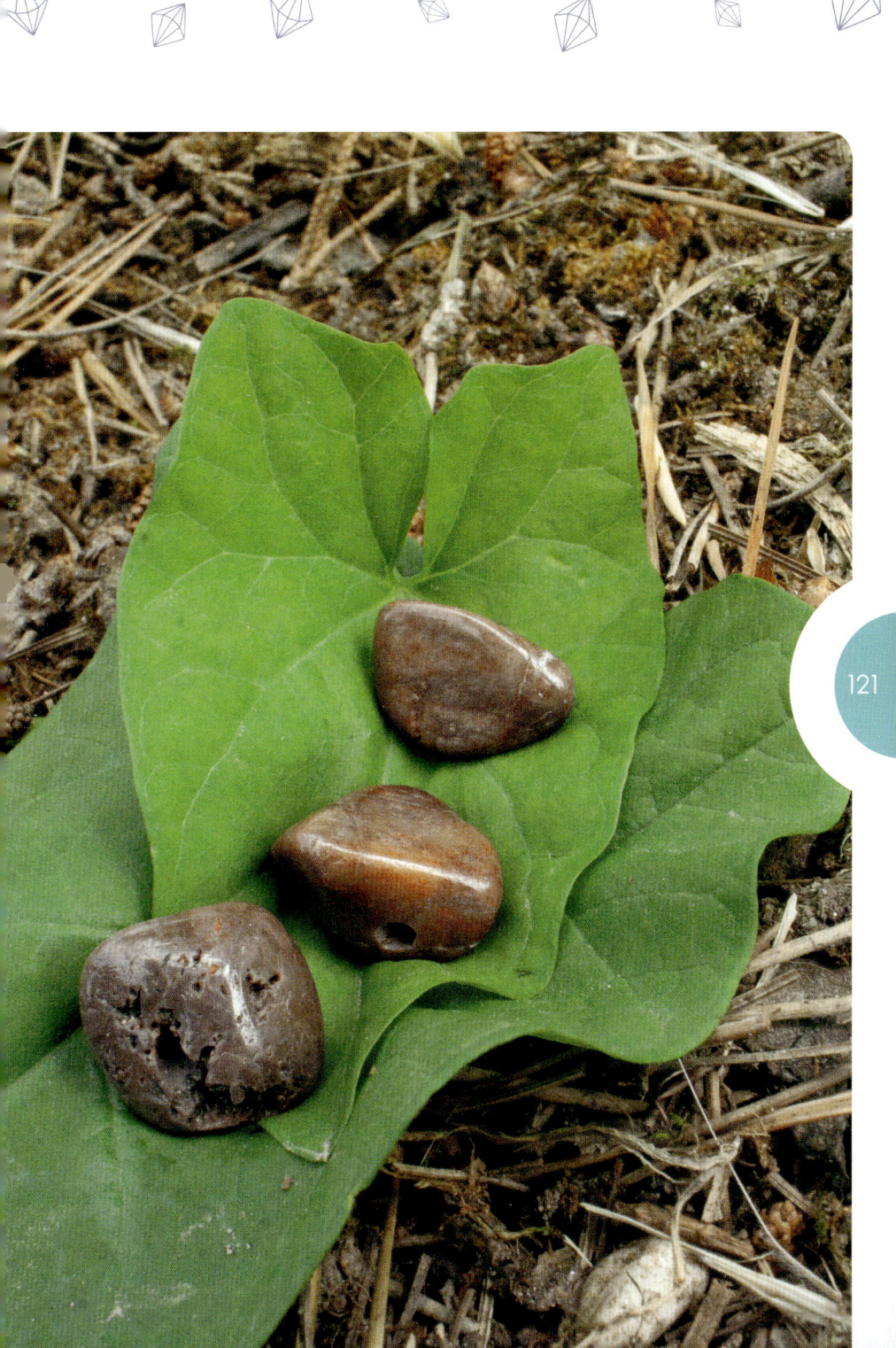

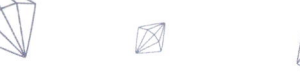

HYACINTHE

Actions
- Faiblesse de la vue
- Opacification du cristallin

Mode d'emploi
- Pierre brute ou polie
- Collier ou bague

Contre indications
-

Indications principales
- Faiblesse visuelle
- Troubles visuels en raison de l'âge
- Prévention de l'opacification du cristallin

À retenir
- Vue +
- Baisse visuelle due à l'âge +
- Conseil universel pour les yeux +

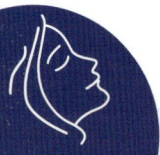

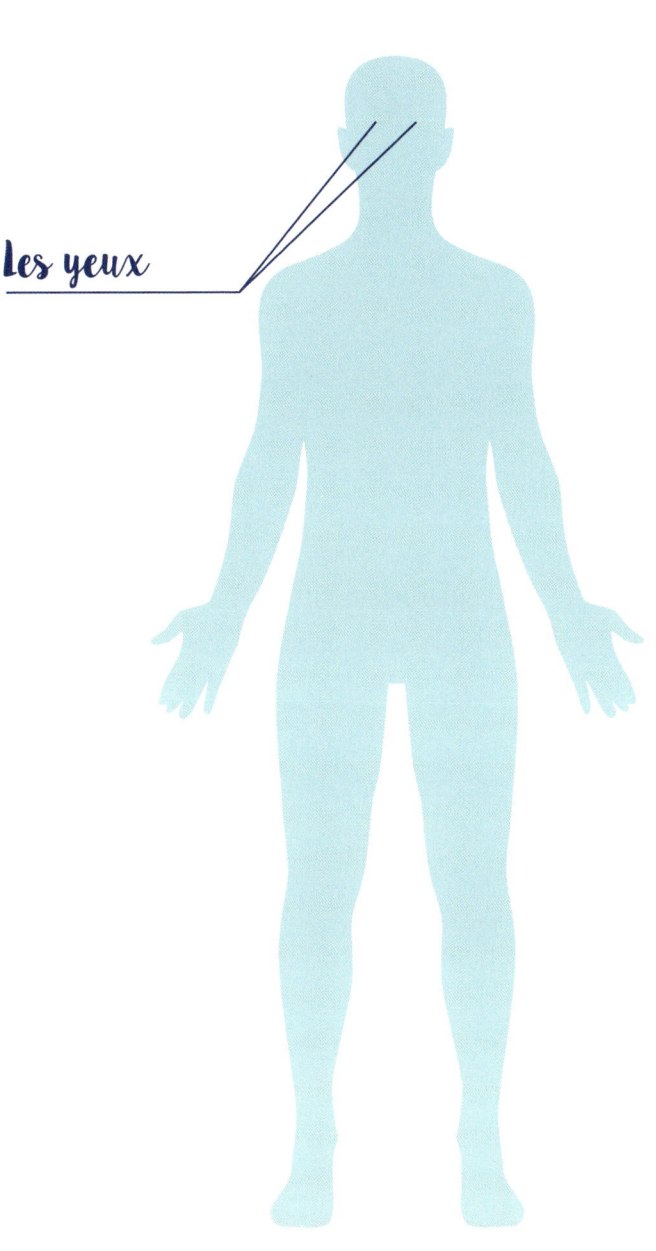

Les yeux

123

APPLICATION D'HYACINTHE

Préparation :
20 min

Repos :
10 min au soleil

A tester :
pendant
3 semaines

Les p'tits +

- pour les yeux affaiblis et l'opacification du cristallin

Recette :

- deux pierres d'hyacinthe
- un peu de salive

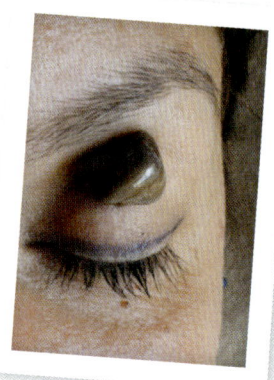

En pratique :

Faire chauffer les pierres au soleil environ 10 minutes, puis disposer un peu de salive sur celles-ci et déposer sur les yeux. Garder 10 minutes en place.

Astuces :

Le thiocyanate présent dans la salive active sans doute les principes actifs de la pierre.

On peut utiliser une seule pierre, si toutefois on souhaite s'occuper, par exemple, que d'un œil à la fois…

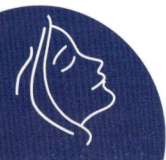

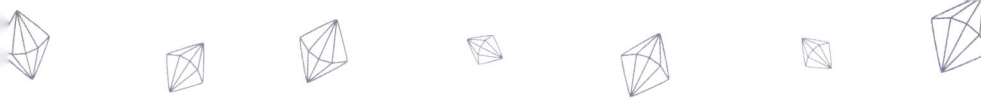

13 Jaspe

Chez Hildegarde de Bingen, on peut utiliser le jaspe rouge ou vert, en fonction de son utilité ou de sa préférence mais il existe du jaspe jaune et même pop ou encore paysage. Le jaspe rouge ou vert est une pierre emblématique et d'une efficacité inégalée. Il est très utile dans la trousse familiale et même indispensable.

La couleur rouge est due à la présence d'oxyde de fer et de dioxyde de manganèse. Il y a des jaspes magnifiques que l'on peut admirer dans la nature, en particulier en Australie et en Allemagne.

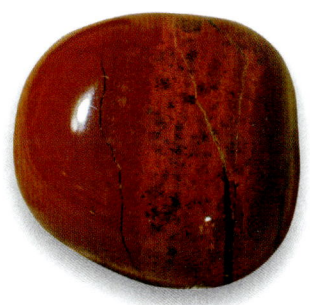

Où trouver du Jaspe ?

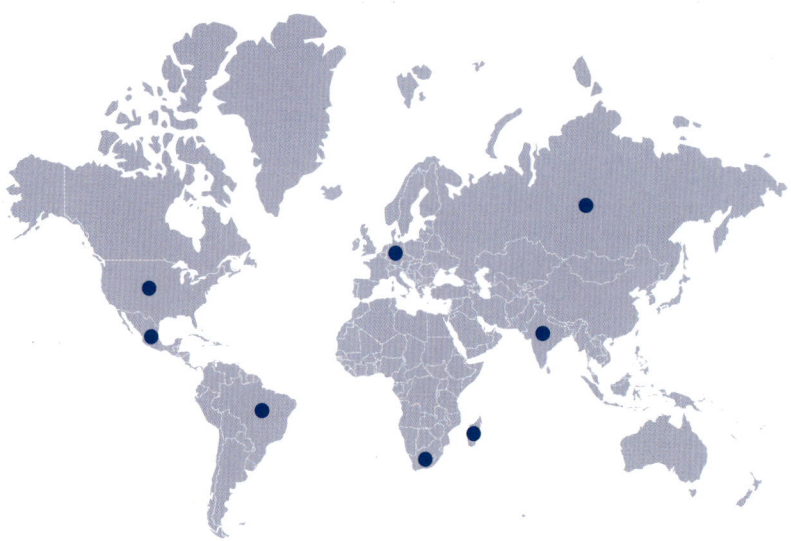

*Brésil, Inde, Madagascar,
Etats-unis, Russie, Allemagne,
Mexique, Afrique du Sud*

Selon Hildegarde de Bingen :

« Si dans le cœur, les reins ou quelque autre organe de l'homme se produisent des débordements d'humeurs, il faut placer un jaspe à cet endroit et le presser jusqu'à ce qu'il s'échauffe (…). »

Source : Les subtilités des créatures divines Hildegarde de Bingen - Claude METTRA - JEROME MILLON Traduction du latin Pierre MONAT - ED MILLON p. 222.

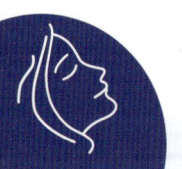

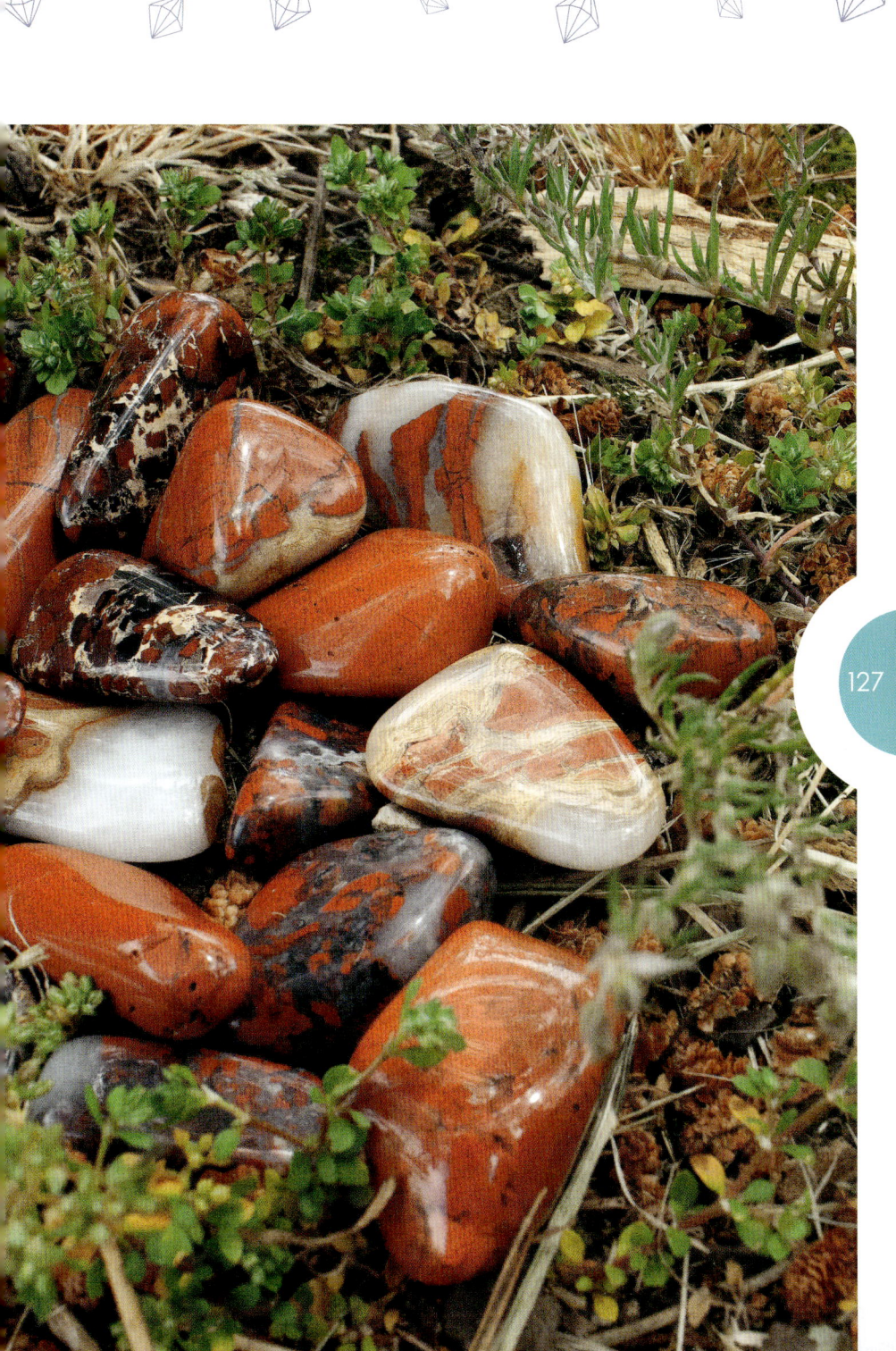

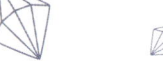

JASPE

Actions
- Cœur qui tape
- Bruits dans les oreilles
- Douleurs aux oreilles
- Nez qui coule
- Nerf sciatique

Mode d'emploi
- Pierre
- Collier
- Jaspe plaque
- Jaspe nez
- Jaspe oreille

Contre indications
-

Indications principales
- En cas de troubles du rythme cardiaque
- Tendance à « tomber dans les pommes »
- Douleur à l'oreille chez l'enfant et l'adulte
- Troubles de l'audition et bruits anormaux dans les oreilles
- Début de nez qui coule
- Douleur aigue du nerf sciatique
- Point de côté
- Douleur et chaleur au niveau du coude
- Détend le petit bassin
- Sommeil agité

À retenir
- Douleurs +++
- Nerf sciatique +++
- Nez qui coule +++

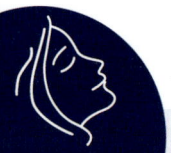

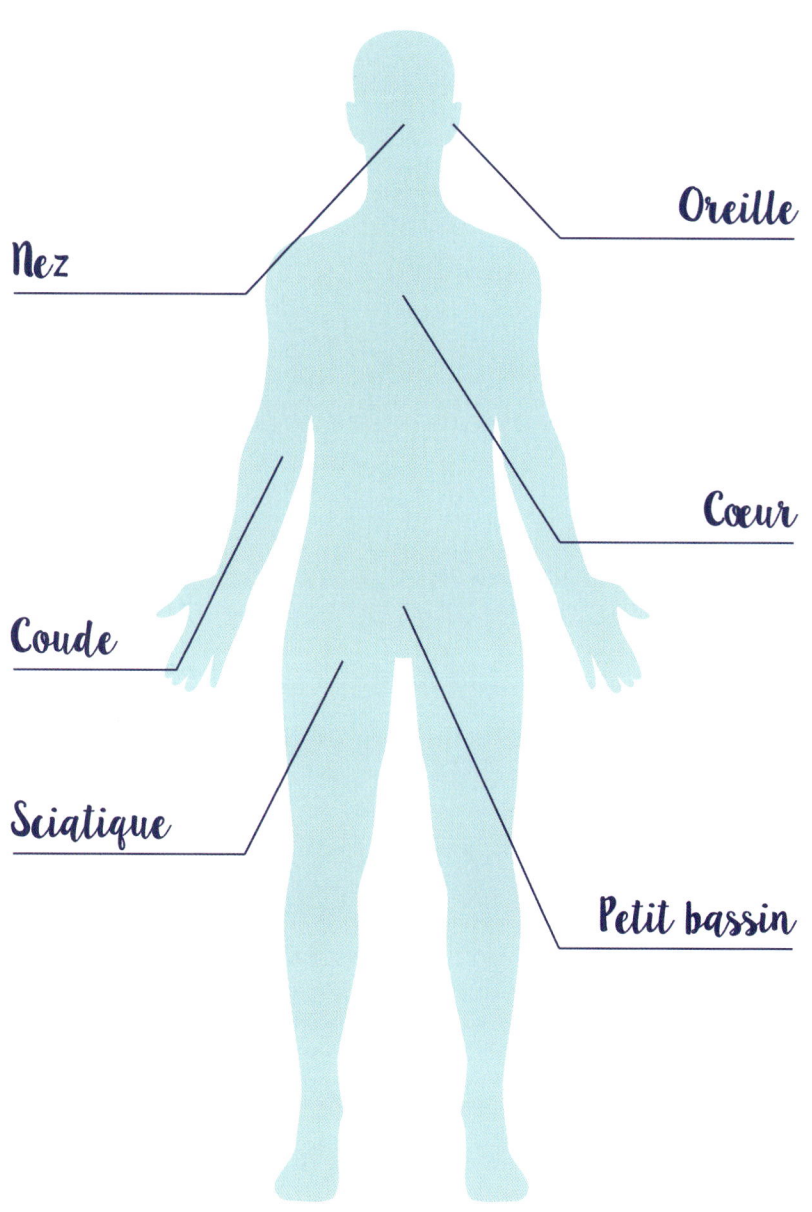

Nez

Oreille

Coeur

Coude

Sciatique

Petit bassin

129

JASPE POUR L'OREILLE

Repos :
15 min

A tester :
15 min et renouveler plusieurs fois dans la journée, si nécessaire

Les p'tits +

- en cas de douleurs chez l'enfant et l'adulte, quelle que soit l'origine de celle-ci
- bruits anormaux dans les oreilles
- audition qui baisse avec l'âge

Recette :

- un jaspe oreille avec cordelette

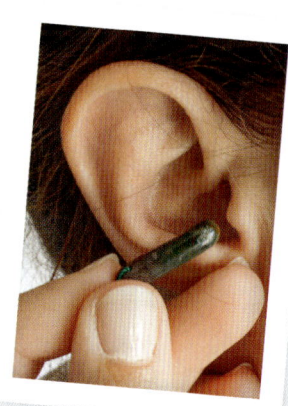

En pratique :

Introduire le jaspe de forme adapté dans l'oreille et laisser en place 15 minutes. Le retirer grâce à la cordelette.

Astuces :

Pour plus de confort, on peut mettre une goutte d'huile d'olive dans l'oreille, en particulier chez les personnes ayant des démangeaisons et rougeurs du conduit. Se procurer deux jaspes lorsque les problèmes sont au niveau des deux oreilles, pour optimiser le « temps de pose ».

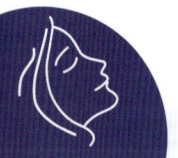

JASPE POUR LE NEZ

Repos :
30 min de pose

A tester :
15 min dans
chaque narine

Recette :

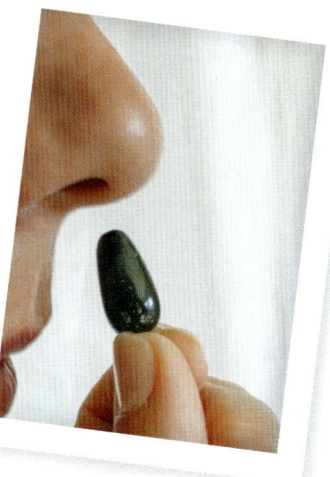

- un jaspe nez

Les p'tits ✝

- efficace dès que l'on ressent les premiers signes du nez qui coule. A faire immédiatement !

131

En pratique :

Introduire le jaspe dans la narine droite pendant 15 minutes et faire de même dans la narine gauche.

Astuces :

Idéalement, il faudrait toujours avoir dans son sac de voyage, un jaspe nez, pour l'utiliser de suite.

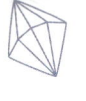

Repos :
10 min à 1 h
de pose

A tester :
en collier ou
en pendentif
en fonction
des cas

Les p'tits +

- en cas de sensation « de tomber dans les pommes »
- quand le cœur tape ou semble irrégulier en raison d'un stress
- pour un sommeil calme et apaisé

JASPE EN PENDENTIF OU EN COLLIER

Recette :

- un collier ou un pendentif de jaspe

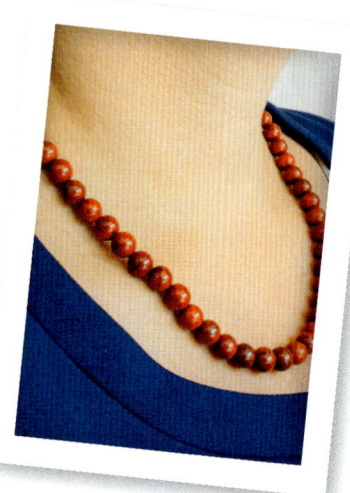

En pratique :

Dès qu'un signe se présente, appliquer immédiatement la pierre localement, elle agit très rapidement... On peut aussi porter le collier de jaspe pour un effet prolongé.

Astuces :

En cas de malaise, mettre de suite une pierre de jaspe au niveau du cœur, cela redonne immédiatement de la vitalité.

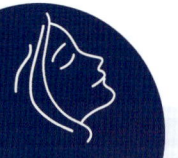

© Hildegarde et les pierres

JASPE EN PLAQUE

Recette :

- une plaque de jaspe

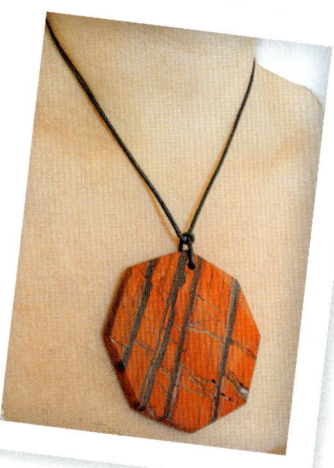

A poser :
pendant
3 jours
et 3 nuits

A poser :
3 jours de suite
impérativement,
même si la sensation
de douleur a
presque disparu…

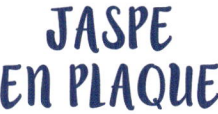

133

En pratique :

Appliquer au niveau de la fesse et sur le passage du nerf sciatique (3 jours et 3 nuits). Mettre sur les deux fesses si le problème existe des deux côtés.

A fixer avec du sparadrap.

Les p'tits +

- en cas de violentes douleurs du nerf sciatique.
- en cas de chaleur et de douleur au niveau du coude
- à porter en permanence pour avoir une grossesse harmonieuse

Astuces :

Pour les problèmes de coude, mettre une plaque à l'extérieur et à l'intérieur du coude, pour un soulagement prolongé. Fixer avec un bandage.

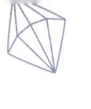 

A garder le temps nécessaire dans la main selon son ressenti

Les p'tits +

- à mettre dans la main pour détendre le petit bassin lors de l'accouchement
- utile en cas de douleurs des règles chez les jeunes femmes

134

JASPE DANS LA MAIN

Recette :

- une pierre de jaspe

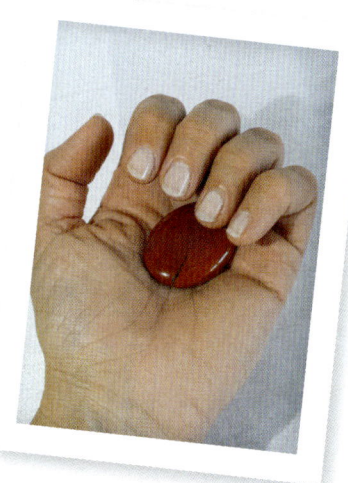

En pratique :

Tenir aussi longtemps que nécessaire, une pierre de jaspe dans la main.

Astuces :

On peut tester avec n'importe quelle taille de pierre...

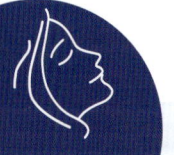

14 Onyx

Noire, la pierre d'onyx peut également avoir des traces blanches.

L'utilisation de l'onyx remonte à une époque lointaine dans l'Histoire car on a trouvé des bols d'onyx en Egypte dans les pyramides… Son nom en arabe est « El Jaza » qui signifie « tristesse » et c'est justement une indication que nous donne également Hildegarde de Bingen.

Son nom « Onyx » est d'origine grecque et signifie « ongle » ou « griffe ». L'onyx est riche en silicium et appartient à la grande famille des calcédoines.

Cette pierre a connu un passé prestigieux dans toutes les cultures en passant par les romains, au Moyen Age ainsi que sous les règnes d'Henri IV ou de Louis XV en France.

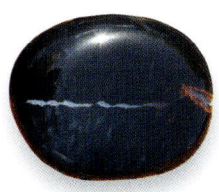

Où trouver de l'Onyx ?

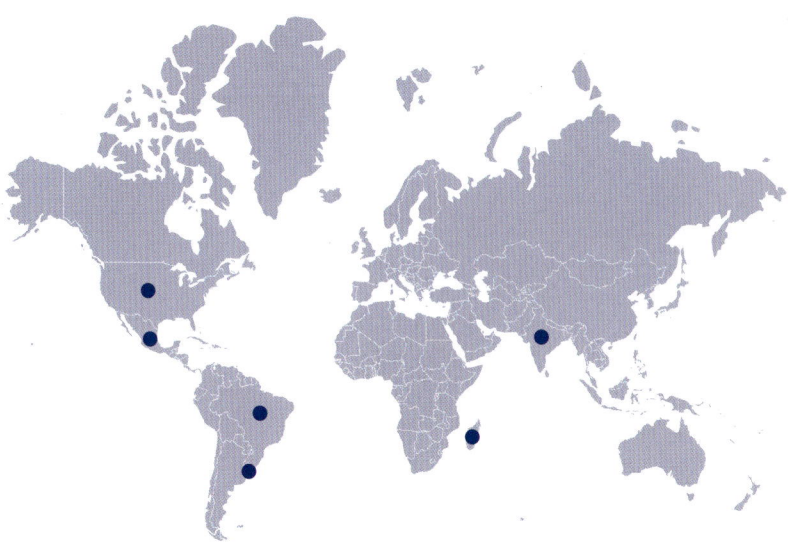

Brésil, Madagascar.
Inde, Etats-Unis, Mexique, Uruguay

Selon Hildegarde de Bingen :

« Lorsqu'une personne se sent triste, elle doit regarder une pierre d'onyx avec une grande attention puis la mettre dans sa bouche. Ainsi sa tristesse disparaîtra. PL1252B. »

« Lorsqu'une personne souffre de maux d'estomac, elle préparera du vin avec une pierre d'onyx (…) »

Source : Médecine des pierres précieuses de Ste Hildegarde Dr HERTZKA et Dr STREHLOW ED RESIAC p. 73 et p. 74.

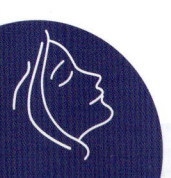

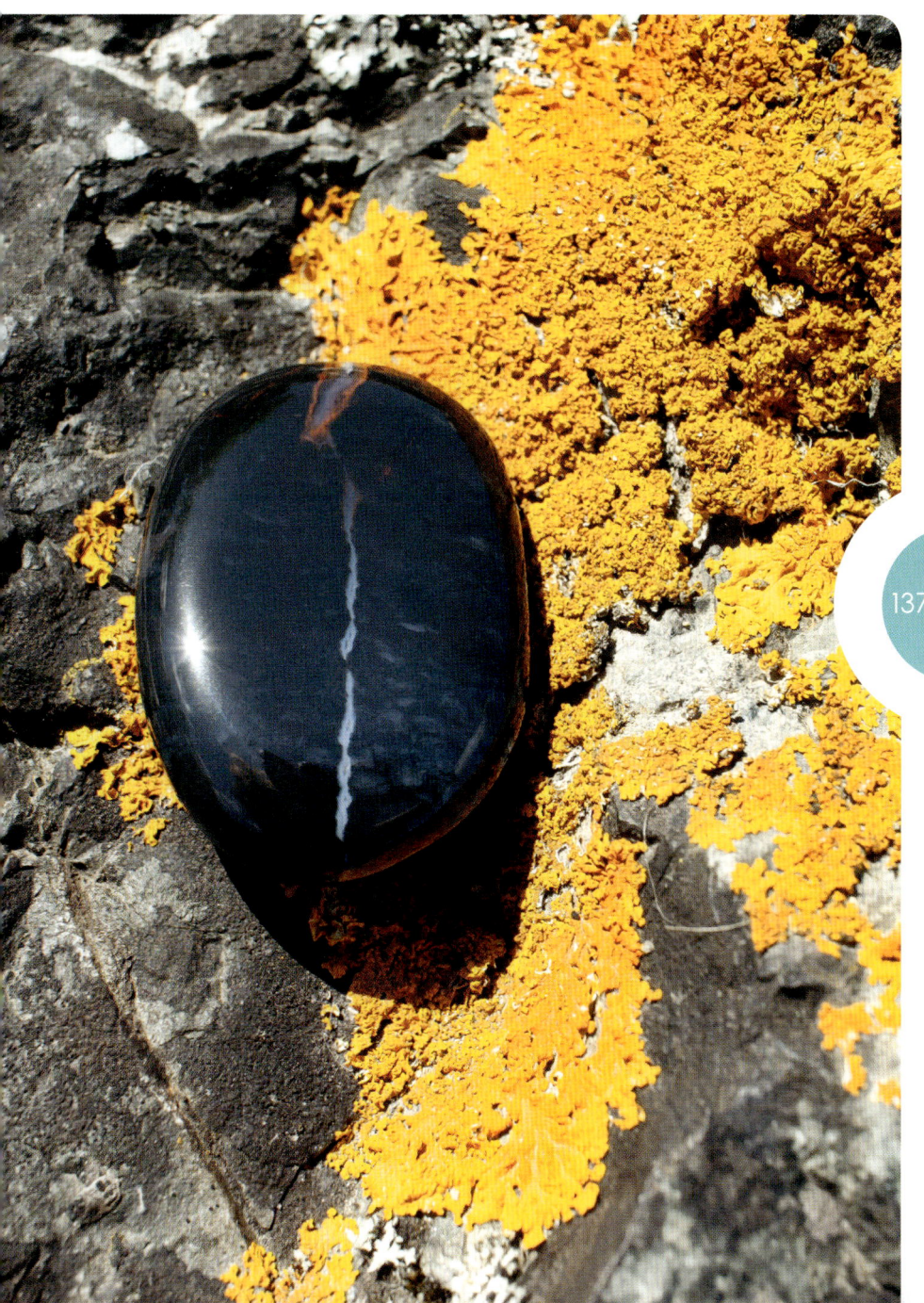

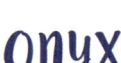

onyx

Actions
- Température
- Douleurs de l'estomac
- Tristesse
- Déprime

Mode d'emploi
- Vinaigre d'onyx
- Pierre d'onyx ou bague d'onyx

Contre indications
- Vinaigre d'onyx : pas en cas de brûlures à l'estomac

Indications principales
- A tester en cas de température
- En cas de choc émotionnel
- Pour les personnes tristes
- Problèmes et douleurs de l'estomac
- Déprime passagère
- Pour soutenir une période « d'accumulation des soucis »

À retenir
- Température ++
- Estomac ++
- Tristesse +

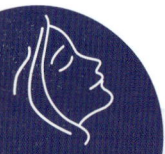

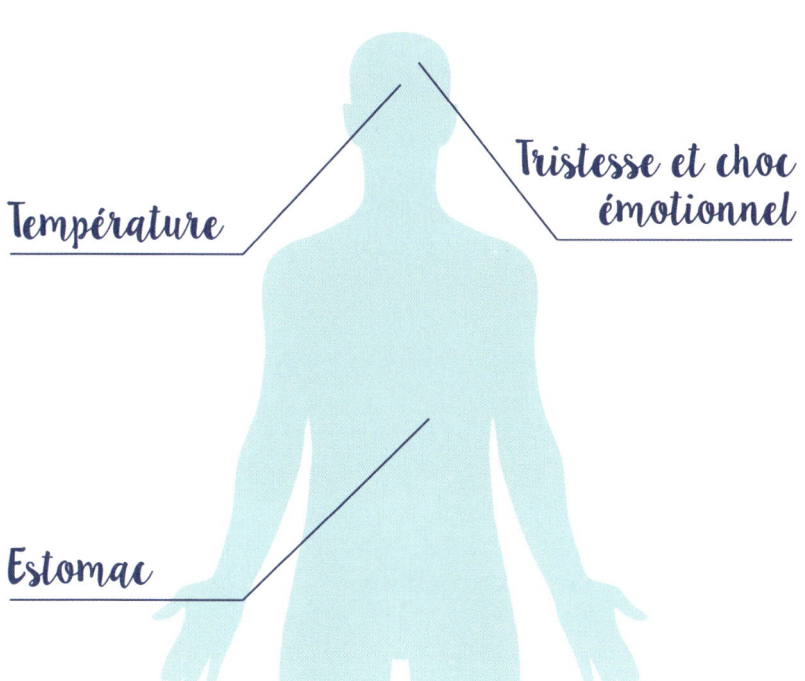

Température

Tristesse et choc émotionnel

Estomac

139

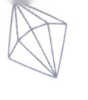

VINAIGRE A L'ONYX

Préparation :
1 min

Repos :
5 jours avant
utilisation

A tester :
pendant une journée
ou plusieurs jours

Les p'tits +

- idéal en cas de température
- à tester sur les douleurs et la sensation de nœuds à l'estomac

Recette :

- une pierre d'onyx
- 250 ml de vinaigre de vin bio

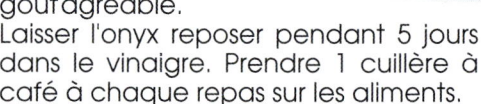

En pratique :

Choisir un vinaigre de bonne qualité et ayant un goût agréable.
Laisser l'onyx reposer pendant 5 jours dans le vinaigre. Prendre 1 cuillère à café à chaque repas sur les aliments.

Astuces :

- Se préparer un flacon et le conserver dans sa trousse familiale. Pour les enfants, choisir du vinaigre balsamique ou du vinaigre de vin à la framboise (ce fruit est très bien pour stimuler le système immunitaire dans l'approche d'Hildegarde de Bingen).

- En cas de tristesse ou de déprime passagère, on peut simplement regarder un onyx et le placer dans sa bouche 5 min, on peut porter une bague d'onyx pour avoir cela à porter de main...

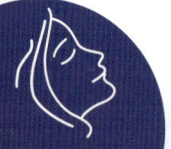

15 Perles d'eau douce

Les perles de rivière ou d'eau douce désignées par Hildegarde de Bingen ne sont pas à confondre avec les perles de mer venant de Tahiti, du Vietnam ou des Philippines.

En effet, elle décrit la naissance des perles d'eau douce dans les eaux riches en minéraux de certains fleuves.

Aujourd'hui, on trouve des perles d'eau douce en France et en Europe à l'état naturel, mais c'est une espèce en danger d'extinction.

C'est dans la « moule perlière », appelée aussi « mulette perlière », que se développe la perle. Elle se trouve principalement dans les petits cours d'eau vive plutôt froid où vivent les truites et les saumons. On en trouve en Bretagne, en Limousin et dans le Massif central, mais il faut entre 1000 et 3000 moules pour avoir l'espoir d'obtenir une petite perle...

Les perles d'eau douce (commercialisées) sont donc actuellement cultivées en Chine, dans des lacs peu profonds au sud de Shanghai.

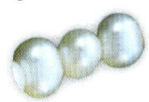

Où trouver des Perles d'eau douce ?

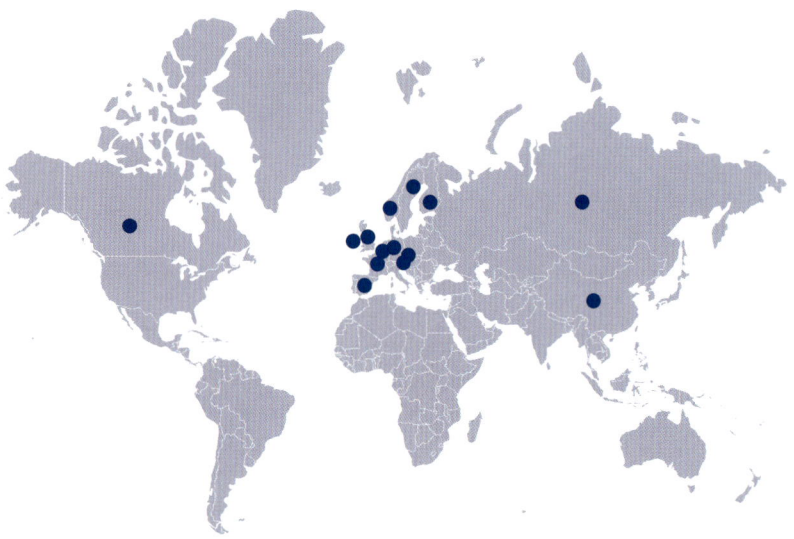

Autriche, Irlande, Grande-Bretagne, Finlande, Norvège, Suède, Russie, Canada, France, Espagne, Belgique, Allemagne, République tchèque, Chine

Selon Hildegarde de Bingen :

« Prends de ces perles et mets-les dans l'eau : toutes les humeurs qui se trouvent dans l'eau se rassemblent autour d'elles, et l'eau qui reste au-dessus se trouve ainsi nettoyée et purifiée. »

Source : Les subtilités des créatures divines Hildegarde de Bingen - Claude METTRA - JEROME MILLON Traduction du latin Pierre MONAT - ED MILLON p. 237.

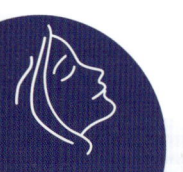

© Hildegarde et les pierres

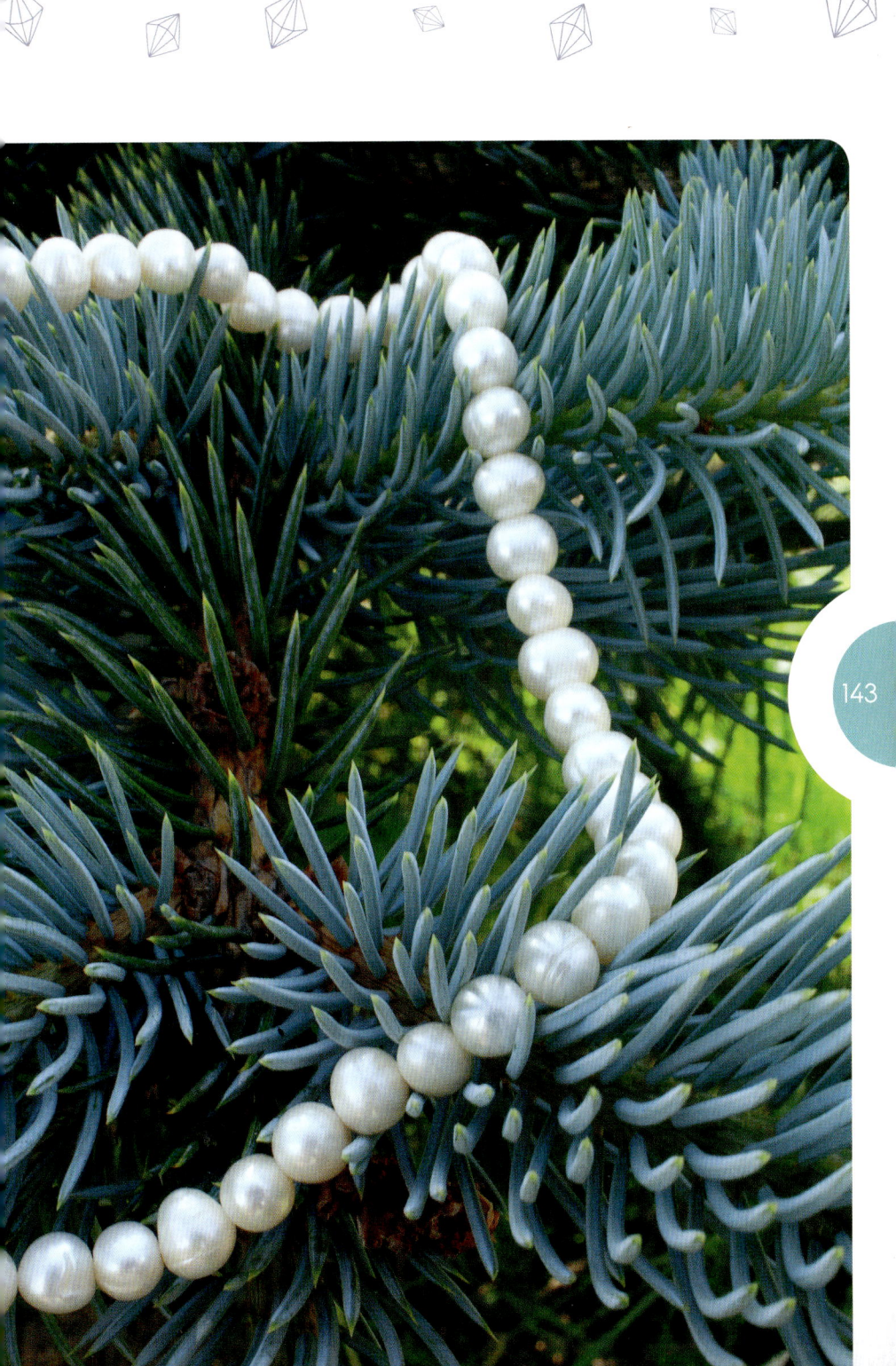

PERLES D'EAU DOUCE

Actions
- Mal à la tête
- Température
- Purification de l'eau
- Jeûne

Mode d'emploi
- Collier de perles
- Boisson aux perles

Contre indications
- Précaution : attention à la qualité de la perle qui doit être naturelle…

Indications principales
- Pour obtenir une eau fraîche et pure
- En soutien, en cas de température élevée
- En cas de mal à la tête
- Pour supporter les inconforts liés au jeûne, notamment au niveau de la tête

À retenir
- Eau purifiée +
- Température et mal à la tête ++
- Accompagnement du jeûne +

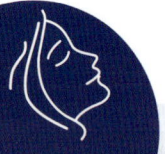

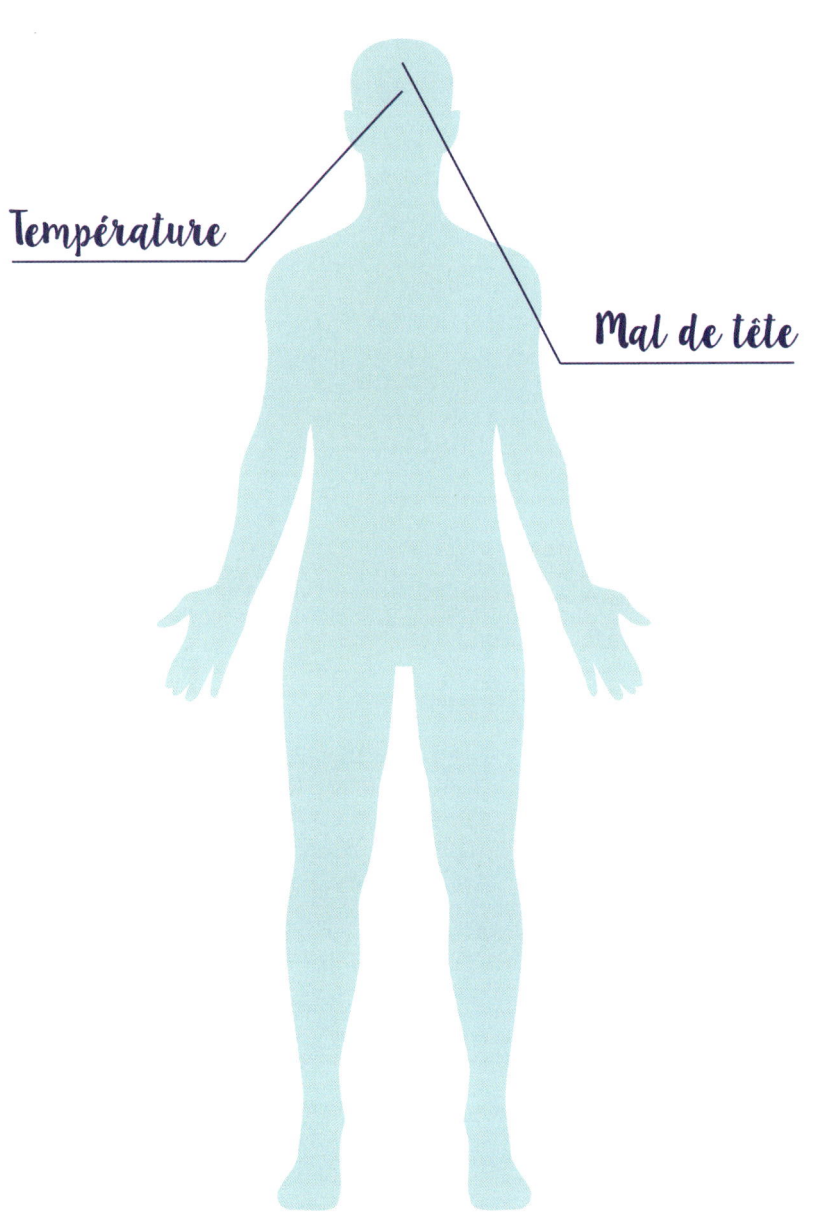

Température

Mal de tête

© Hildegarde et les pierres

Préparation :
2 min

Repos :
une nuit

A tester :
pendant une journée
ou plusieurs jours,
boire cette eau
en remplacement
de l'eau habituelle

Les p'tits ✝

- à tester en cas
de température
(en accompa-
gnement d'un
conseil antiviral
ou antibiotique
selon les cas) et
lorsque l'on a
mal à la tête

BOISSON AUX PERLES D'EAU DOUCE

Recette :

- 5 à 10 perles d'eau douce
- 1 litre d'eau

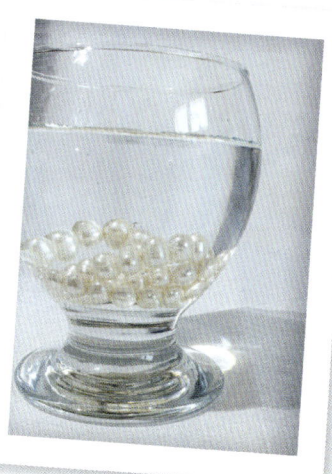

En pratique :

Dans une bouteille en verre, mettre les perles d'eau douce et remplir d'eau de bonne qualité (filtrée ou Mont Roucous). Boire cette eau tout au long de la journée.

Attention, pour préparer la boisson, il faut s'assurer de la qualité naturelle des pierres.

Astuces :

En cas de douleur tenace au niveau de la tête, on peut aussi porter le collier en bandana.

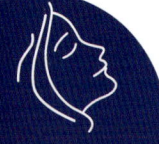

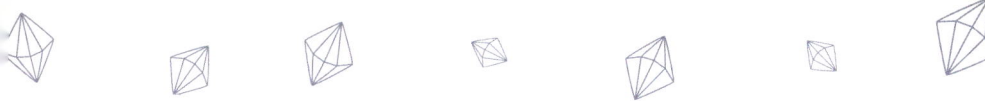

16 Prase

La prase ou jade africain est parfois appelée aussi « fausse émeraude ». Sa couleur verte est plutôt foncée, mais elle peut être transparente comme opaque.

En analysant la pierre, on constate une forte présence de fer et du magnésium.

Prase vient de « prason » en grec et veut dire « ressemblant à un poireau ».

Cette pierre ressemble beaucoup à certaines chrysoprases, il ne faut donc pas les confondre car elles ont des propriétés différentes…

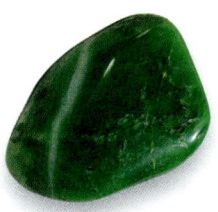

Où trouver de la Prase ?

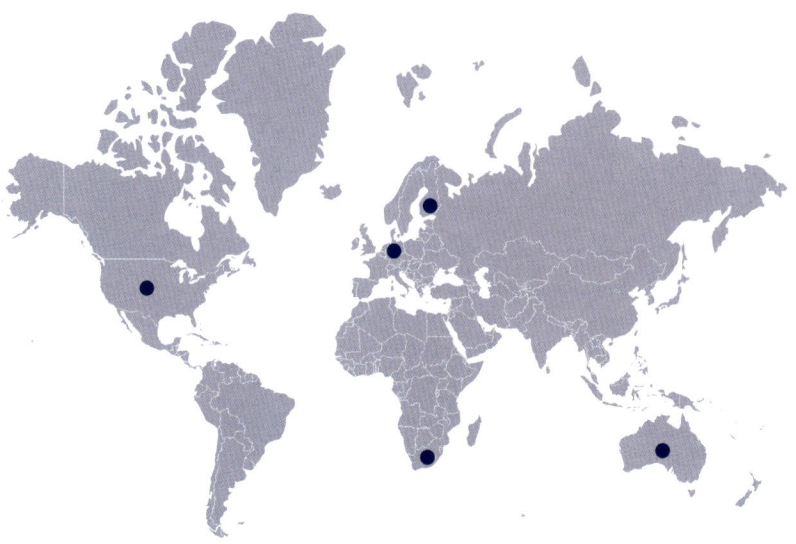

Afrique du Sud, Etats-unis, Australie, Allemagne, Finlande

Selon Hildegarde de Bingen :

« Si quelqu'un souffre d'une violente fièvre, qu'il roule une pierre de prase dans un peu de pain. »

Source : Les subtilités des créatures divines Hildegarde de Bingen - Claude METTRA - JEROME MILLON - Traduction du latin Pierre MONAT - ED MILLON p. 223.

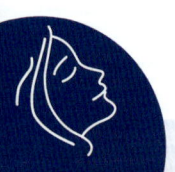

© Hildegarde et les pierres

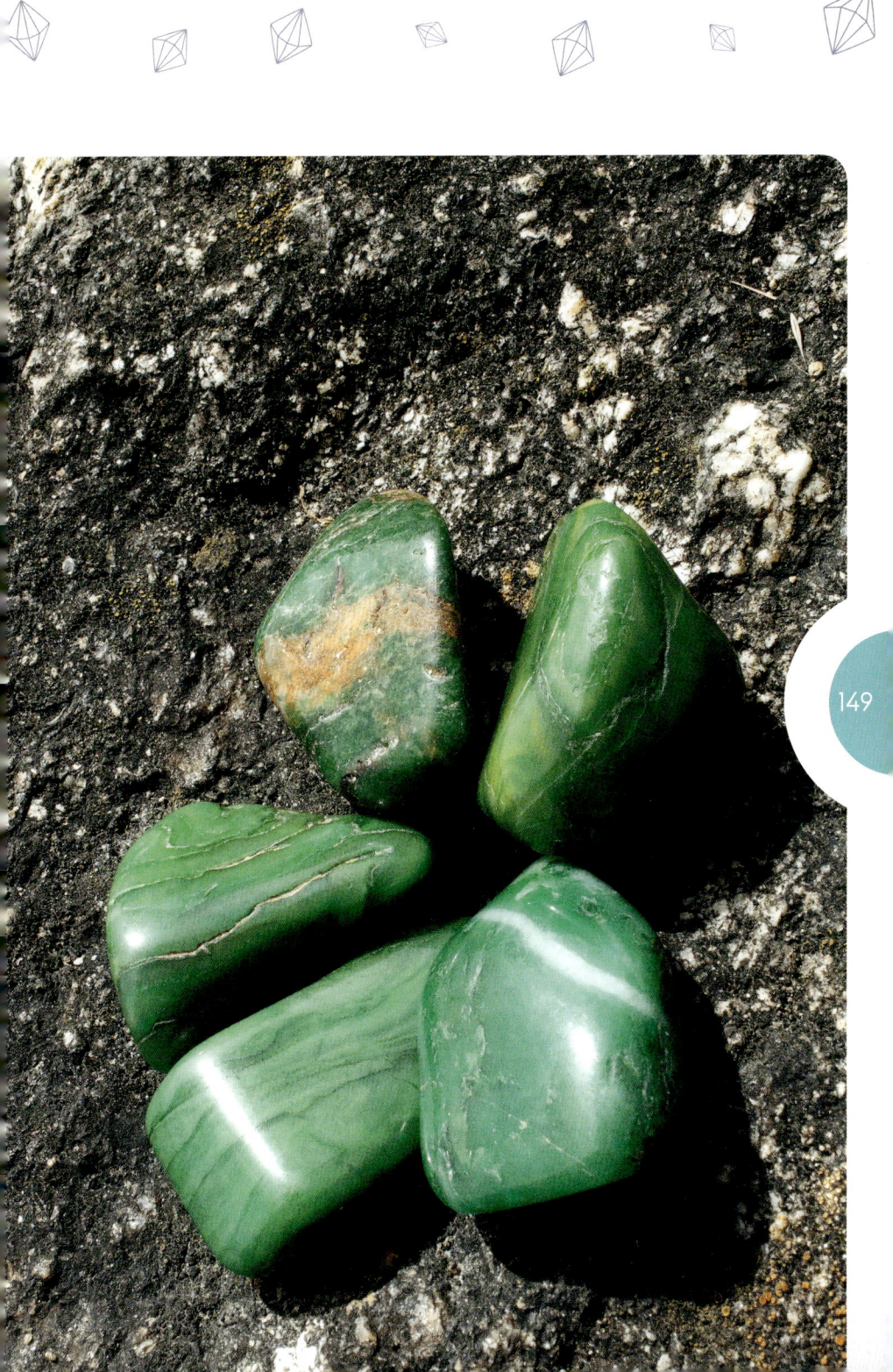

PRASE

Actions
- Sensibilité saisonnière
- Sensibilité alimentaire
- Sensibilité aux allergènes

Mode d'emploi
- Colliers de prase
- Pierre roulée

Contre indications
-

Indications principales
- Pour les personnes sensibles au pollen
- Pour les personnes sensibles au gluten
- Pour les personnes sensibles aux poils de chat ou de chien
- Tendance réactive aux poussières ou à toutes sortes d'allergènes

À retenir
- Sensibilité respiratoire +++
- Sensibilité alimentaire ++
- Tendance réactive excessive ++

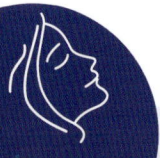

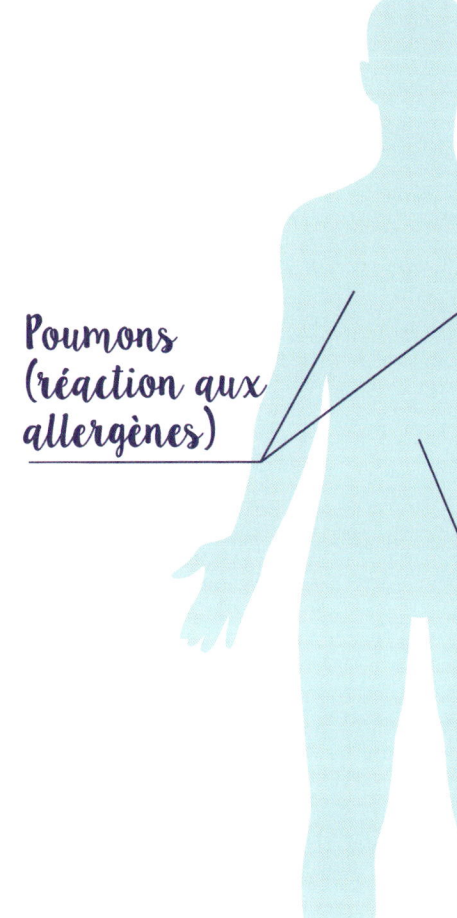

Poumons
(réaction aux
allergènes)

Intestin
(réaction
alimentaire)

151

A tester :
à porter pendant
plusieurs jours ou
très régulièrement

Les p'tits +

- en cas de sensibilité à toutes sortes d'allergènes

152

COLLIER DE PRASE

Recette :

- un collier de prase

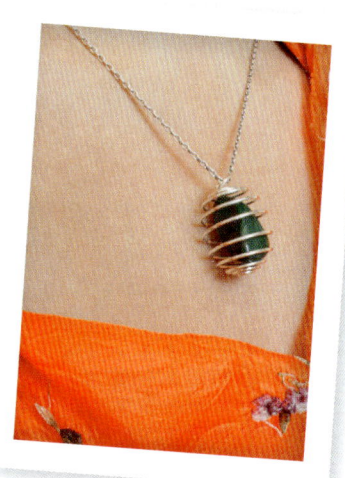

En pratique :

Porter le collier en contact avec la peau en prévention ou pendant « l'attaque d'un élément déclencheur ».

Astuces :

A défaut, on peut aussi porter un pendentif de prase ou tester une pierre dans sa poche.

Mais le plus efficace reste le collier.

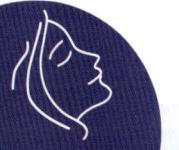

17 Rubis

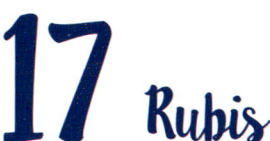

Le rubis est une pierre très puissante de la famille des corindons. C'est le quatrième minéral le plus dur au monde...

Rouge, on parle d'ailleurs souvent de « rouge rubis ». Sa couleur intense tire parfois sur l'orangé voire sur le rose. Il peut être aussi brun ou violacé.

Le nom du rubis vient du latin « ruber » qui veut dire « rouge ». Evidemment, plus l'éclat est brillant et d'un rouge carmen, plus la pierre sera chère. Néanmoins, pour profiter de ses bienfaits, un simple rubis dans les autres teintes sera tout aussi efficace !

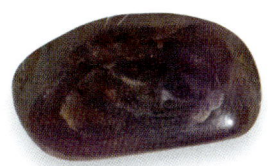

Où trouver du Rubis ?

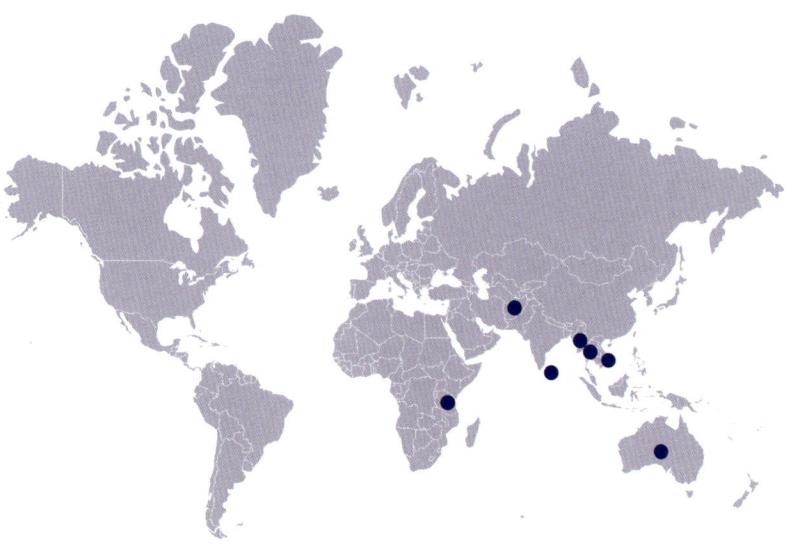

Sri Lanka, Birmanie, Thaïlande, Vietnam, Afghanistan, Australie, Tanzanie

Selon Hildegarde de Bingen :

« Lorsqu'une personne souffre de maux de tête, elle doit placer un rubis pendant quelques secondes sur le sommet de sa tête, juste le temps de chauffer ce dernier.

Elle doit ensuite l'enlever parce que sa force est tellement intense qu'il pénètre plus rapidement que n'importe quelle crème. Ainsi les maux de tête disparaîtront. PL1259C »

Source : Médecine des pierres précieuses de Ste Hildegarde Dr HERTZKA et Dr STREHLOW ED RESIAC p. 81.

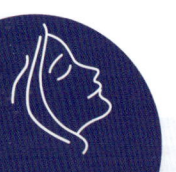

© Hildegarde et les pierres

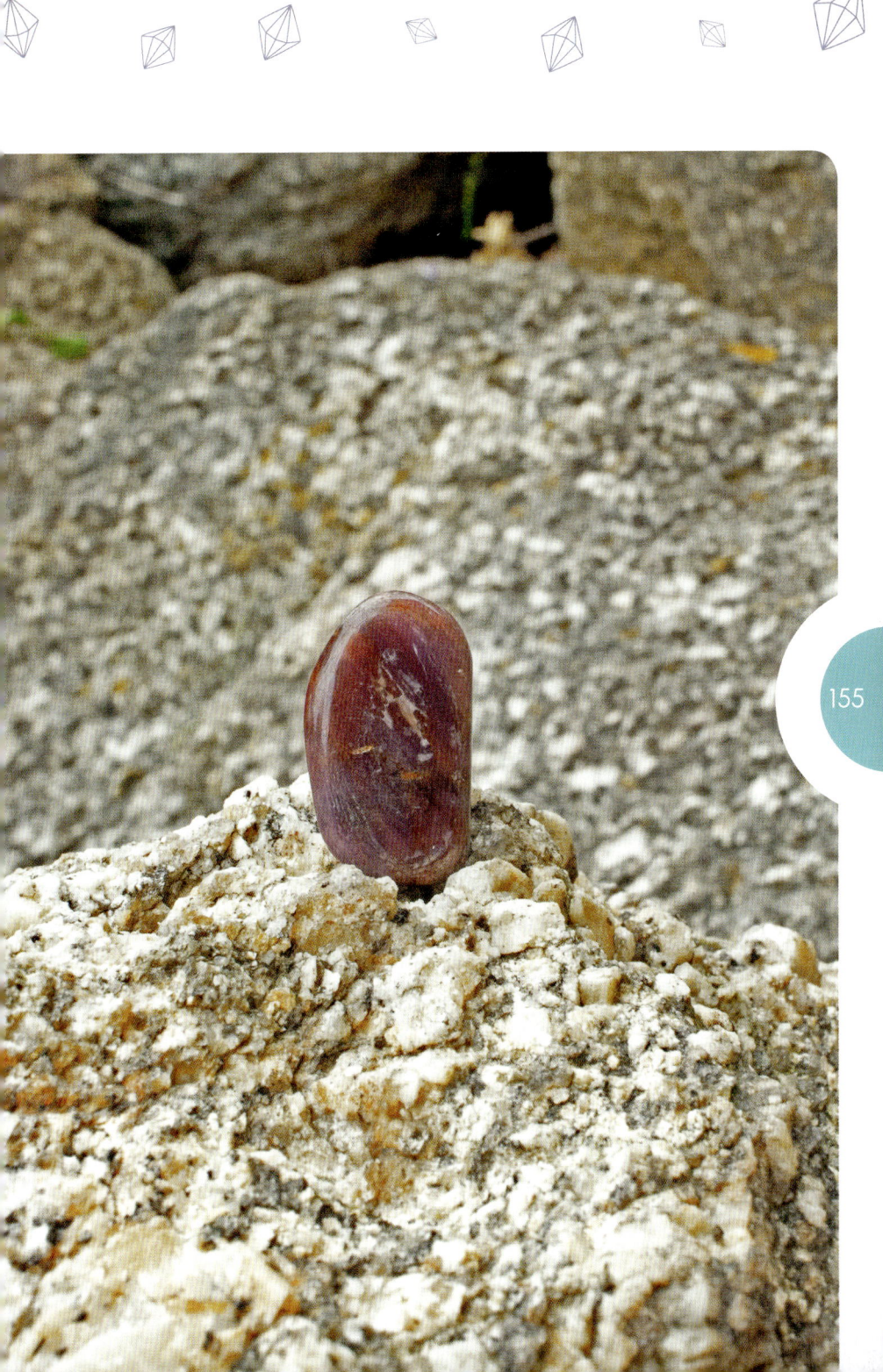

RUBIS

Actions
- Douleur violente à la tête
- Protection contre les ondes électromagnétiques

Mode d'emploi
- Collier
- Pierre
- Pendentif

Contre indications
-

Indications principales
- En cas de douleur violente à la tête
- Pour limiter les effets indésirables comme le mal de tête violent en cas de jeûne
- Utile quand on a pris froid à la tête ou un courant d'air
- En cas de douleur au cœur suite à un coup de froid
- Pour se protéger des ondes électromagnétiques
- Pour mieux supporter les changements brusques de température chez les personnes sensibles

À retenir
- Douleur de la tête +++
- Ondes électromagnétiques ++
- Coup de froid ++

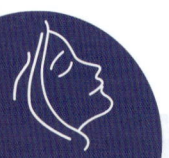

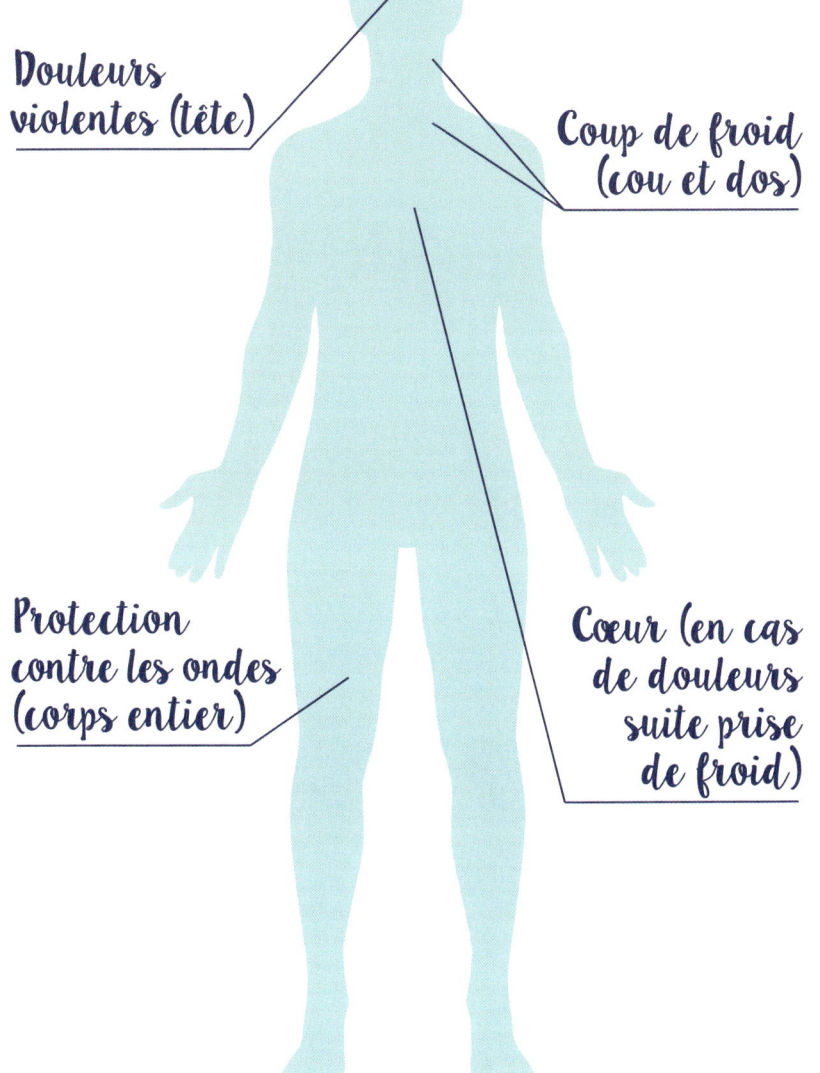

Douleurs violentes (tête)

Coup de froid (cou et dos)

Protection contre les ondes (corps entier)

Cœur (en cas de douleurs suite prise de froid)

157

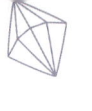

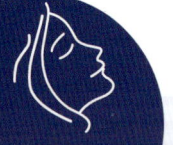

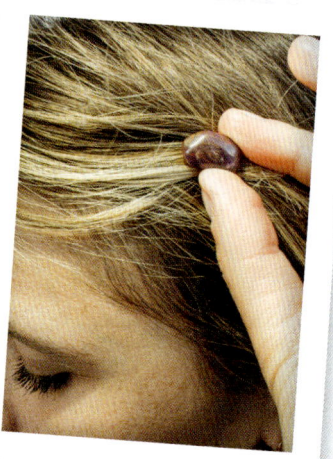

A tester :
à porter une heure maximum, pierre qui agit très rapidement

Les p'tits
+

- utile pour soulager un violent mal de tête
- en cas de coup de froid
- pour se protéger des ondes électromagnétiques
- pour mieux supporter les changements brusques de température

CATAPLASME DE RUBIS

Recette :

- une pierre de rubis

En pratique :

Poser le rubis directement sur l'endroit douloureux ou endolori par le froid. Ne pas garder plus d'une heure ou l'enlever dès la disparition de la douleur.

Astuces :

Pour se protéger des ondes électromagnétiques, on peut porter momentanément un collier ou une pierre de rubis, mais il ne faut pas l'avoir en permanence. On peut aussi alterner avec la calcédoine ou l'améthyste.

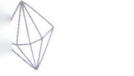

18 Saphir

Le saphir a une couleur bleue, son nom est issu du grec « sappheiros » et du latin « sapphirus » se traduisant par « bleu ».

En fonction de l'intensité de la teinte du saphir, on déterminera sa qualité et son prix. Les couronnes royales sont souvent ornées de saphirs et leur prix est aujourd'hui difficile à estimer.

A travers l'Histoire, le saphir a joué un rôle important, et est connu depuis 480 ans av. J.-C. Une pierre qui, sur le plan symbolique, représente la fidélité et la sincérité, un élément sans doute important à véhiculer lorsque l'on est riche et célèbre !

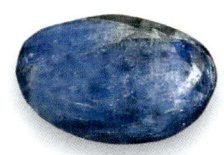

Où trouver du Saphir ?

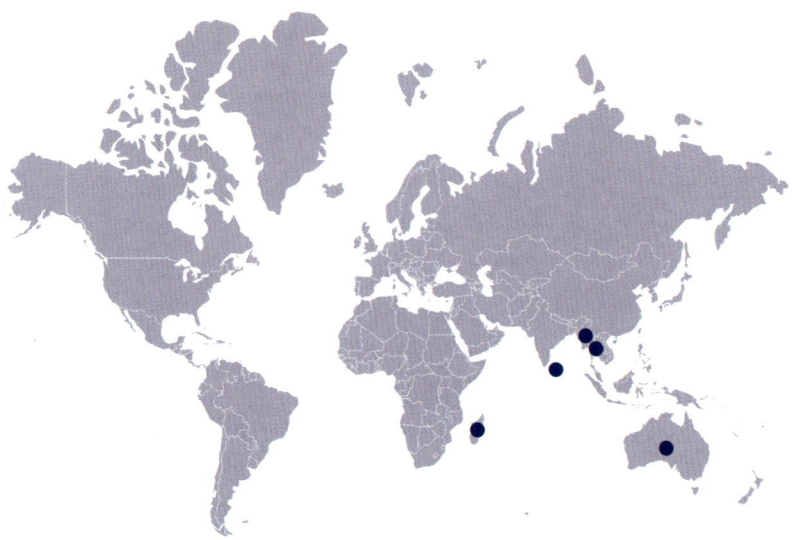

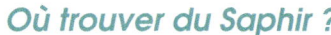

Australie, Birmanie, Sri Lanka, Thaïlande, Madagascar

Selon Hildegarde de Bingen :

« Lorsque l'on est bouleversé par la colère, il faut mettre un saphir dans sa bouche : ainsi la colère s'éteindra et s'en ira. »

Source : Les subtilités des créatures divines Hildegarde de Bingen - Claude METTRA - JEROME MILLON Traduction du latin Pierre MONAT - ED MILLON p. 215.

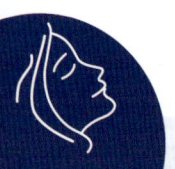

© Hildegarde et les pierres

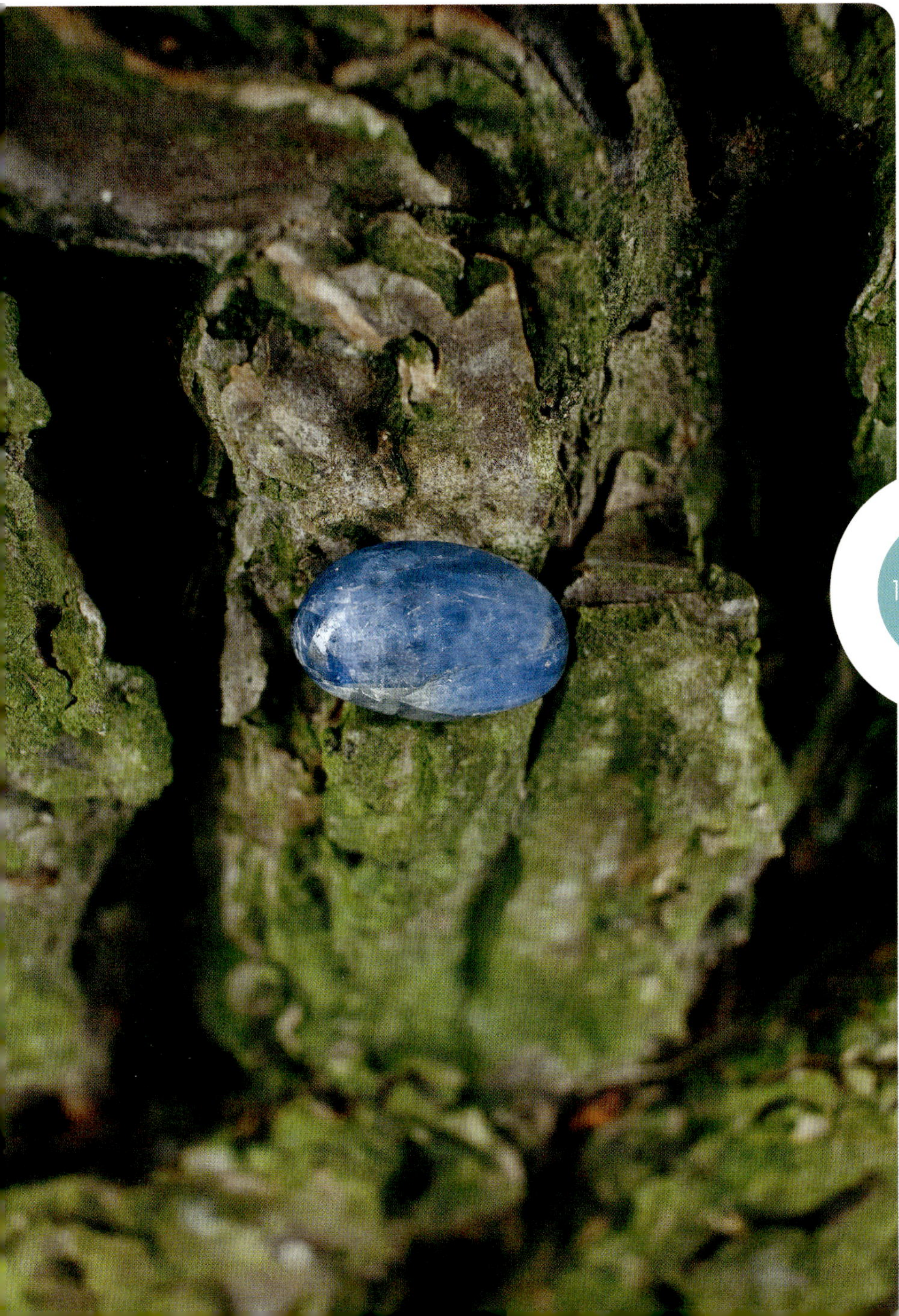

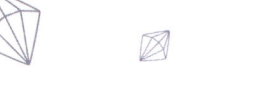

YEUX / VIEILLISEMENT

SAPHIR

Actions
- Yeux
- Articulations
- Gonflement douloureux du gros orteil
- Concentration

Mode d'emploi
- Pierre de saphir

Contre indications
- Attention chez les personnes handicapées ou chez les jeunes enfants, de ne pas ingérer la pierre

Indications principales
- Yeux rouges
- Opacification de la cornée
- Douleurs intenses au niveau des yeux
- Douleurs dans les membres et les articulations
- Douleur intense du gros orteil
- Aide à la concentration
- Soutient les personnes ayant les « nerfs fragiles »
- Pierre idéale pour retrouver la bonne humeur

À retenir
- Yeux ++
- Articulations ++
- Concentration +

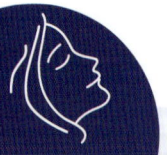

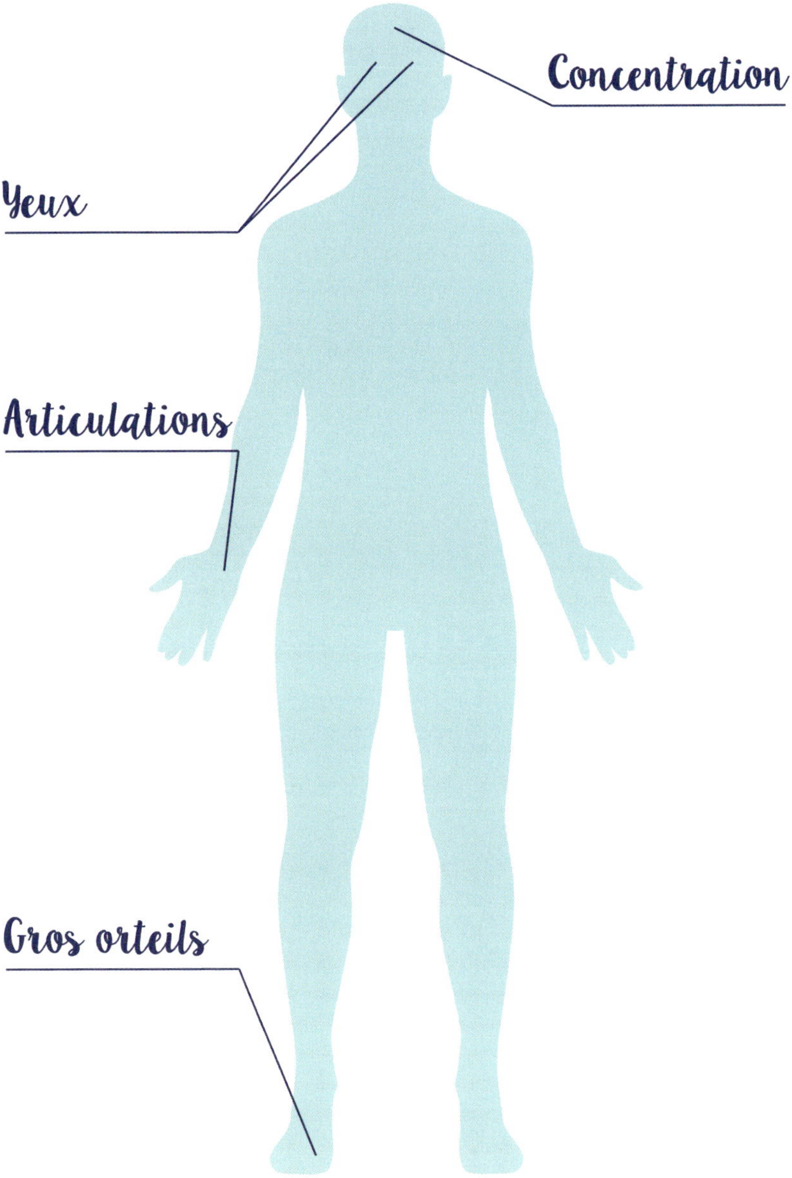
Concentration
Yeux
Articulations
Gros orteils

© Hildegarde et les pierres

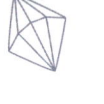

A tester :
à jeun de préférence, le matin. Faire pendant 3 semaines et renouveler si nécessaire

---

Les p'tits ✝

- pour soulager les yeux rouges
- pour retarder l'opacification de la cornée
- en cas de douleurs intenses au niveau des yeux

PIERRE DE SAPHIR

Recette :

- une pierre de saphir
- un peu de salive

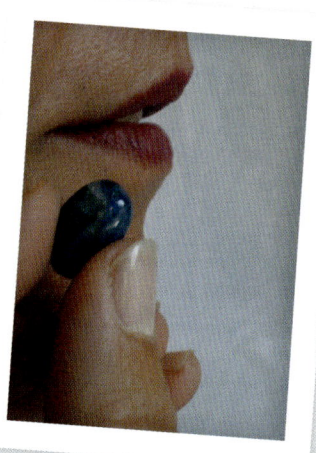

En pratique pour les yeux:

Mettre la pierre de saphir dans sa bouche et passer délicatement sur les yeux pendant 2 à 5 minutes, de préférence à jeun le matin.

Astuces pour les autres indications :

Nerfs fragilisés par une mauvaise nouvelle, concentration en berne, accès de mauvaise humeur. Pour les douleurs articulaires ou du gros orteil. Mettre un saphir dans la bouche de suite et le garder aussi longtemps que nécessaire, c'est-à-dire jusqu'à amélioration.

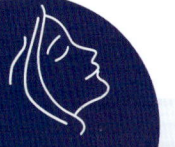

19 *Sardoine*

C'est une pierre peu connue mais qui est cependant utilisée par Hildegarde de Bingen. De couleur orangée, elle tire parfois aussi sur le rouge brun.

La sardoine est une variété de calcédoine et est riche en dioxyde de silicium. Son nom viendrait du perse « sered » ou du grec « sardion » pour désigner sa couleur rouge foncé.

On pense qu'elle a donné le nom à l'île de Sardaigne car on y a extrait de nombreuses sardoines pendant des siècles…

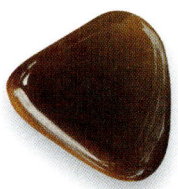

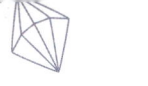

Où trouver du Sardoine ?

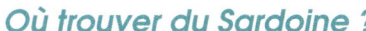

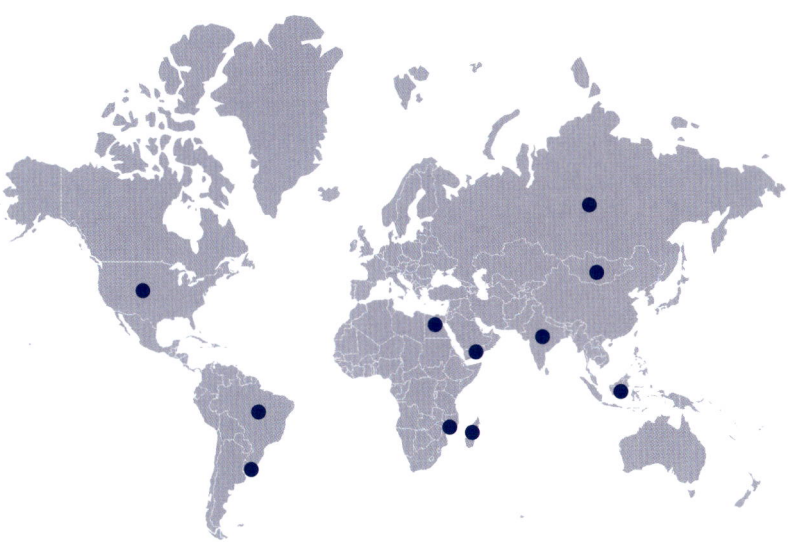

*Brésil, Inde, Madagascar, Uruguay, Indonésie,
Mongolie, Yemen, Egypte, Mozambique,
Russie, États-Unis*

Selon Hildegarde de Bingen :

« Si on a l'ouïe (…), il faut tremper cette pierre dans du vin pur, puis la recouvrir, encore humide, d'un linge léger, l'introduire dans l'oreille sourde et placer, par-dessus, le linge à l'extérieur (…) »

Source : Les subtilités des créatures divines Hildegarde de Bingen - Claude METTRA - JEROME MILLON Traduction du latin Pierre MONAT - ED MILLON p. 217.

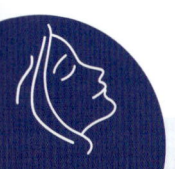

© Hildegarde et les pierres

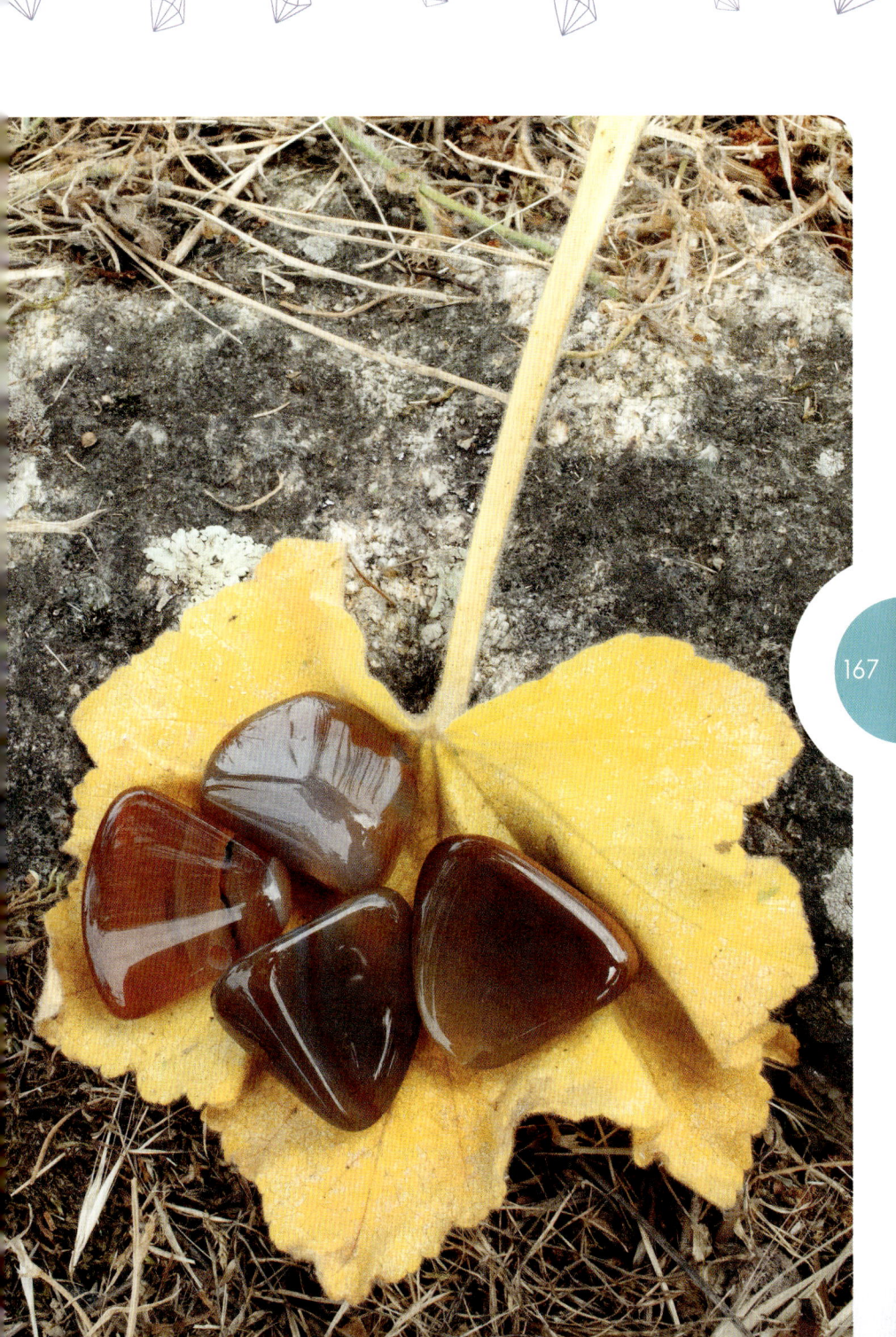

SARDOINE

Actions
- En cas de perte de l'ouie
- Baisse de l'audition

Mode d'emploi
- Pierre de sardoine

Contre indications
- Ne pas introduire trop profondément dans l'oreille

Indications principales
- Utile en cas de perte de l'ouïe
- A tester dans le cadre de la baisse d'audition

À retenir
- Oreille +
- Troubles auditifs +

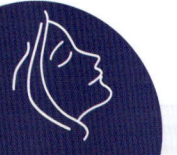

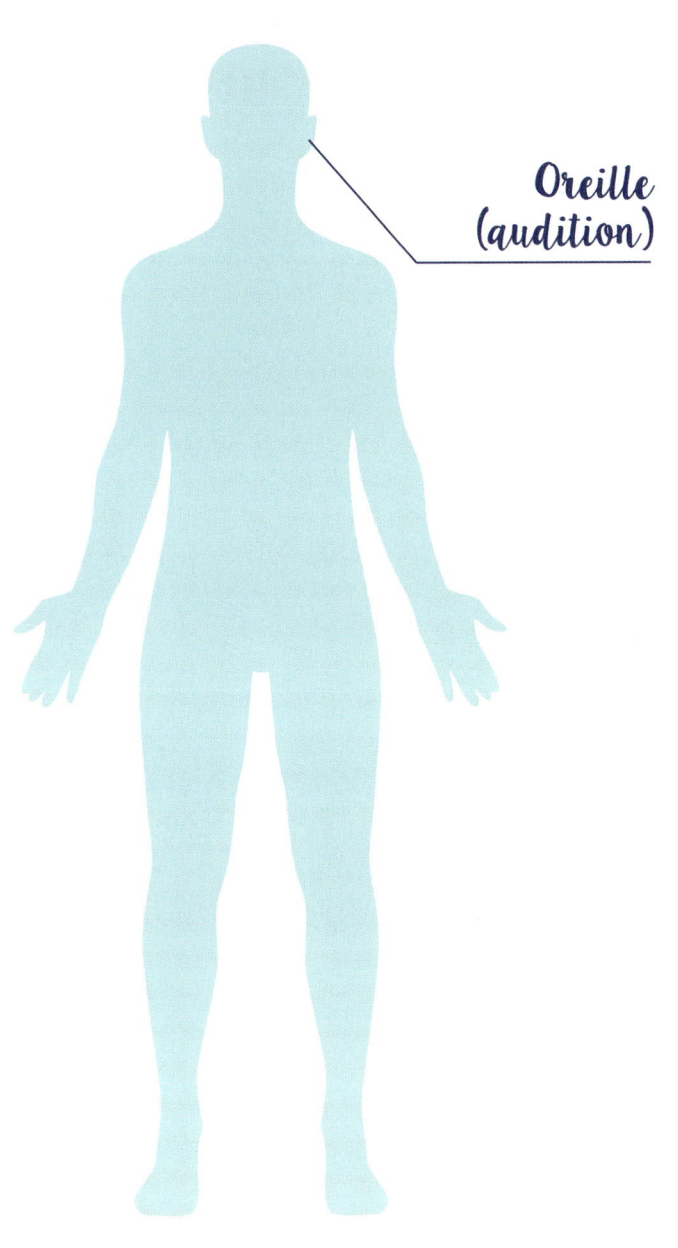

Oreille
(audition)

Préparation :
3 min

A tester :
à garder
15 minutes dans
l'oreille,
à renouveler
plusieurs fois dans
la journée,
faire 3 semaines et +

Les p'tits †

- à tester
  pour tous les
  problèmes
  d'audition

COMPRESSE DE SARDOINE

Recette :

- une sardoine
- coton
- 250 ml de vin bio

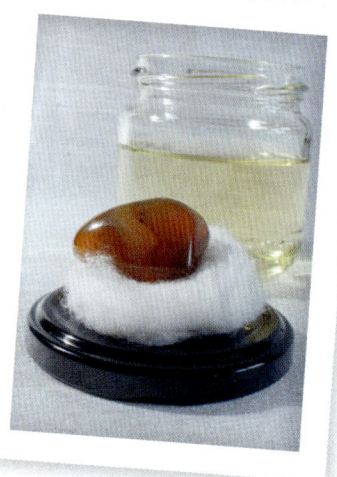

En pratique :

Tremper la sardoine dans le vin puis entourer la pierre avec du coton et introduire dans l'oreille.

Astuces :

On peut aussi laisser la sardoine en permanence dans le vin pour renforcer l'action de celle-ci. Il est préférable d'utiliser du vin blanc pour éviter de colorer les oreilles. Si l'on souhaite appliquer aux deux oreilles en même temps, on peut acheter deux pierres pour optimiser le temps de pause.

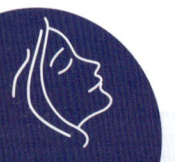

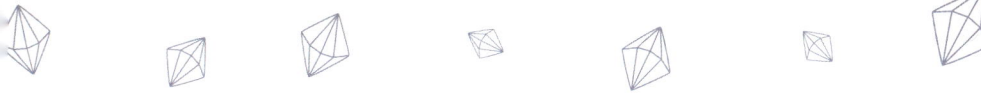

20 Sardonyx

La pierre de sardonyx peut avoir de multiples nuances comme la couleur noire, jaune clair, bleu clair, orangée ou encore multicolore. C'est une très belle pierre car elle a des nuances très diverses.

Elle est composée de dioxyde de silicium et de dioxyde de fer, c'est ce qui lui confère son éclat naturel.

Pour reconnaître la sardonyx, on peut se fier à ses rubans bruns et noirs, cela permet de la distinguer facilement de l'onyx.

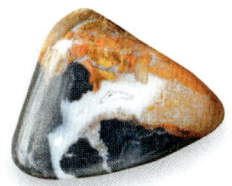

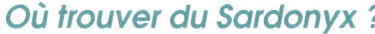

Où trouver du Sardonyx ?

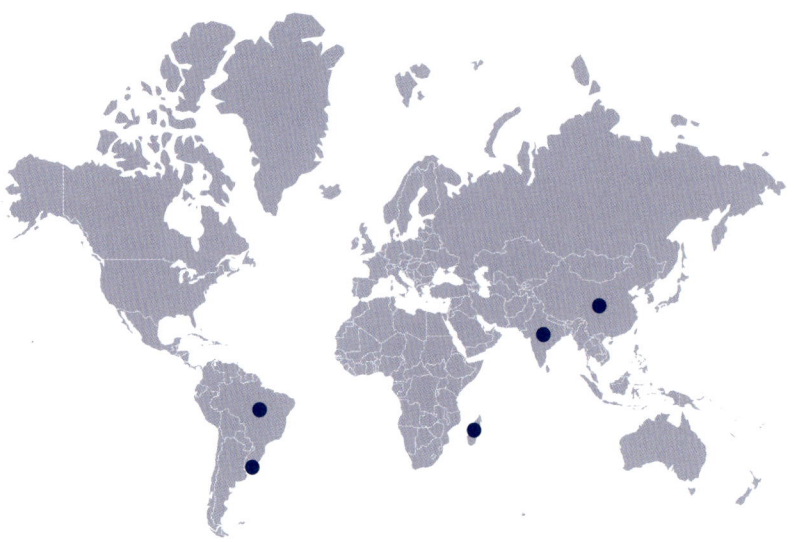

Brésil, Inde, Madagascar,
Uruguay, Chine

Selon Hildegarde de Bingen :

« Dans sa nature, elle se trouve toujours de vigoureuses vertus, et elle apporte quelque chose à chacun des cinq sens de l'homme. »

Source : Les subtilités des créatures divines Hildegarde de Bingen - Claude METTRA - JEROME MILLON Traduction du latin Pierre MONAT - ED MILLON p. 215.

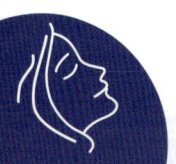

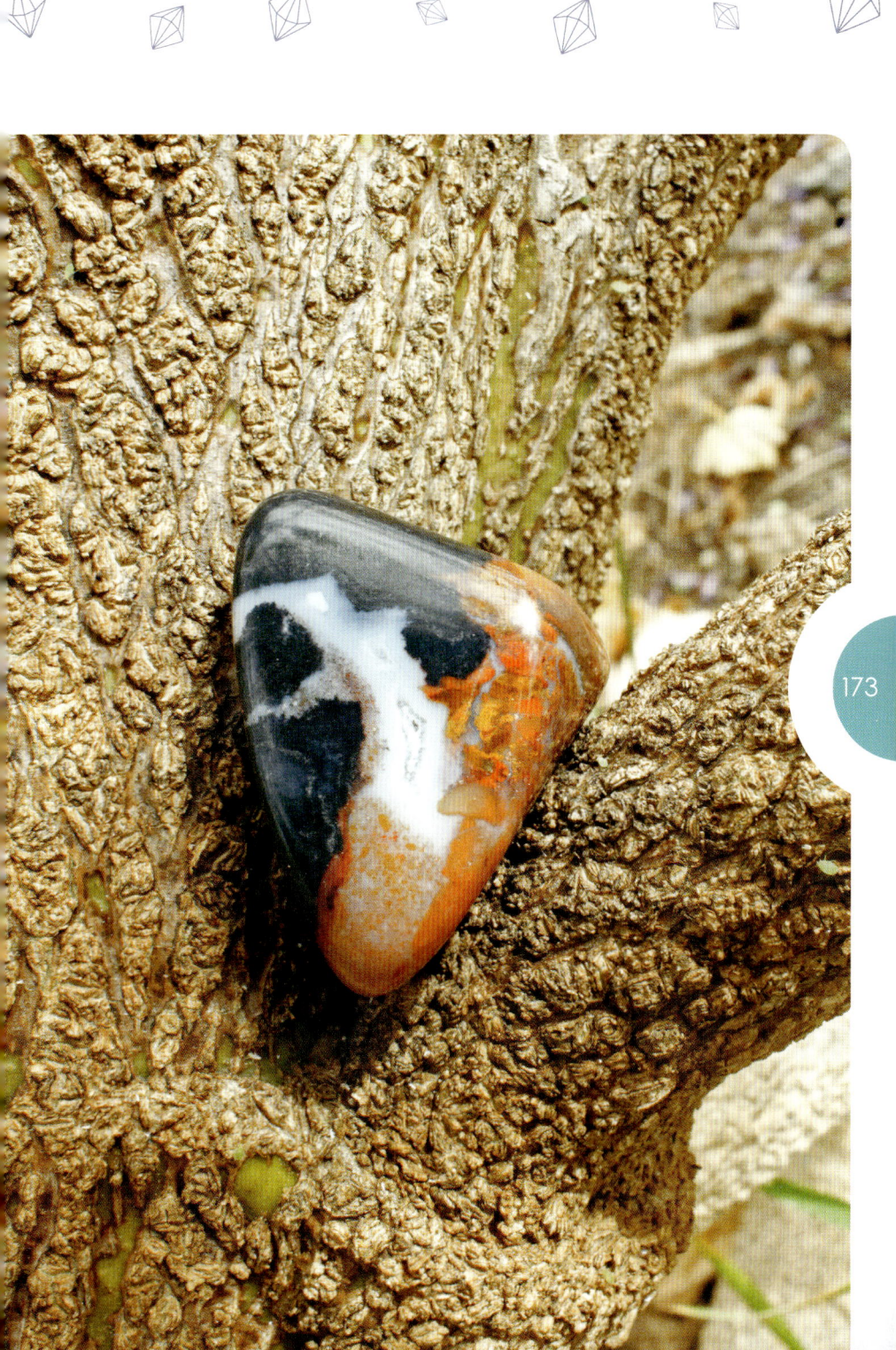

SARDONYX

Actions
- Système immunitaire
- Discipline / maîtrise de soi
- Confiance en soi
- Pour rester calme
- 5 sens

Mode d'emploi
- Collier
- Bracelet
- Pendentif
- Pierre brute
- Bague

Contre indications
-

Indications principales
- Pour stimuler le système immunitaire en cas d'attaque (en complément d'un conseil adapté par le médecin)
- Pour stimuler la vue
- En cas de perte soudaine de l'ouïe
- En cas de perte du goût et de l'odorat
- Pour les problèmes de peau, notamment en cas de plaques rouges qui viennent perturber la sensation du toucher
- Pour rester calme en toute situation notamment face aux personnes provocantes

À retenir
- Maîtrise de soi +++
- 5 Sens +++
- Système immunitaire ++

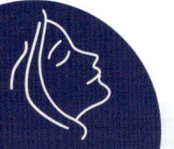

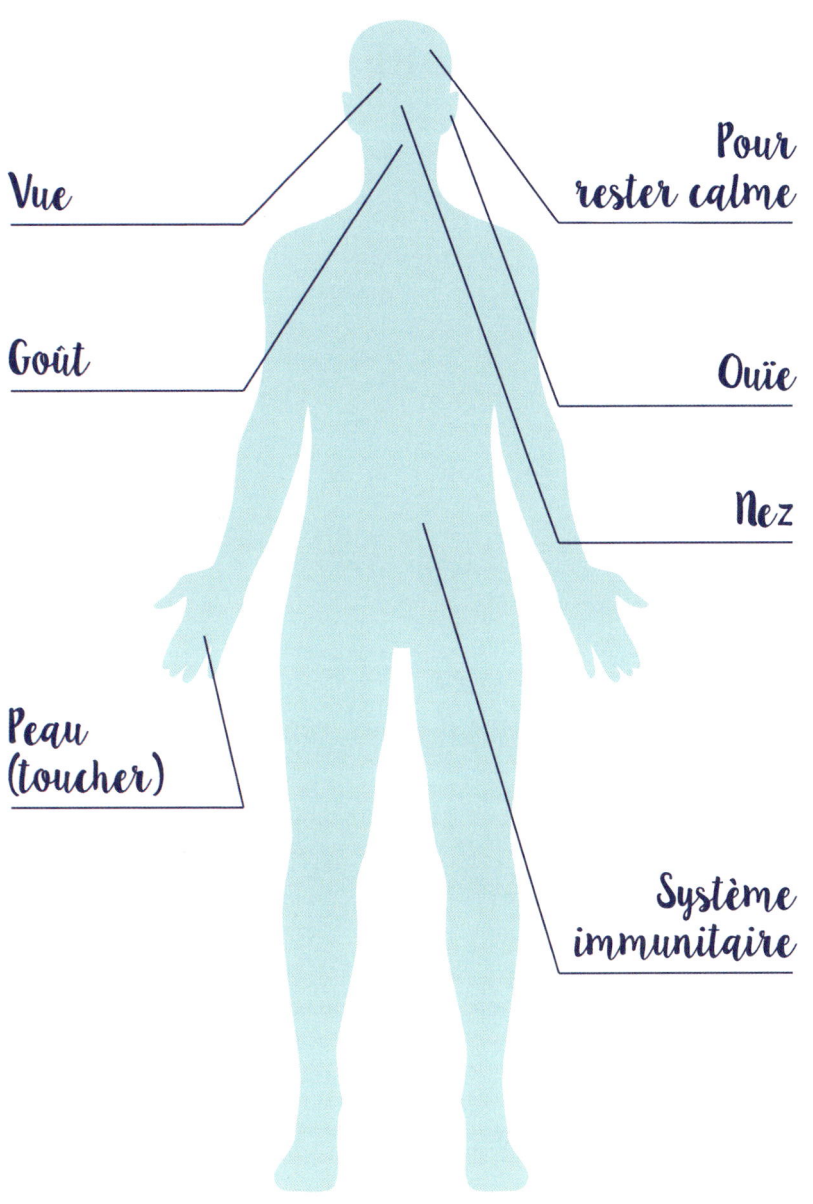

Vue

Goût

Peau
(toucher)

Pour
rester calme

Ouïe

Nez

Système
immunitaire

175

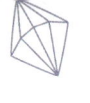

A tester :
à faire pendant
au moins
3 semaines et +

Les p'tits +

- pour stimuler les 5 sens, conseil universel. La sardonyx harmonise, tout comme les biscuits de la joie

176

SUCETTE DE SARDONYX

Recette :

- un pendentif de sardonyx

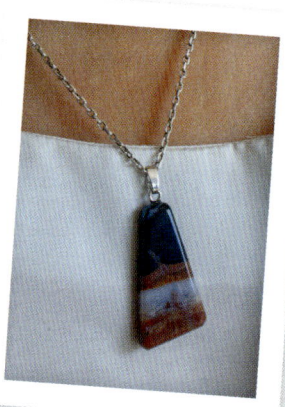

En pratique :

Porter un pendentif de sardonyx et mettre régulièrement dans la bouche tout au long de la journée.

Astuces :

Pour stimuler le système immunitaire en cas d'attaque ou pour éviter les récidives, on peut porter une bague de sardonyx.

Pour rester calme, garder la maîtrise de soi en toutes circonstances, dans les situations stressantes ou face à des personnes provocantes, porter un collier ou un pendentif de sardonyx. Cela aide aussi à mieux se discipliner, par exemple, se remettre à une activité physique, être plus ordonné…

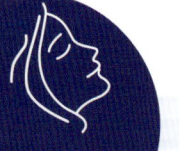

© Hildegarde et les pierres

21 Topaze

La topaze peut être jaune, blanche, rose ou encore presque rouge et même bleue.

Pierre ensoleillée de par sa couleur naturelle, elle rayonne d'un ton jaune éclatant pour les plus belles ! Dans ce cas elle est appelée topaze dorée ou impériale, c'est la pierre utilisée chez Hildegarde de Bingen.

La topaze est composée de plusieurs éléments chimiques comme le fer, le manganèse et le silicate fluoré d'aluminium. Attention, toutefois aux fausses topazes, cette pierre rare et chère est souvent falsifiée.

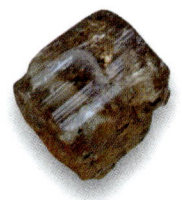

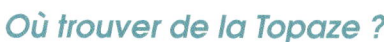

Où trouver de la Topaze ?

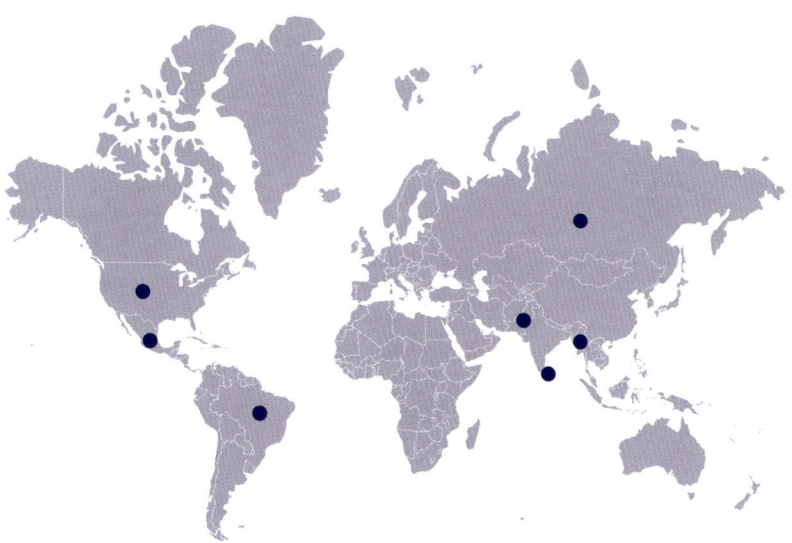

Sri Lanka, Brésil, Myanmar,
Mexique, Pakistan,
Russie, Etats-Unis

178

Selon Hildegarde de Bingen :

« Lorsqu'on a la vue qui s'obscurcit, il faut mettre une topaze dans du vin pur pendant trois jours et trois nuits (…) »

Source : Les subtilités des créatures divines Hildegarde de Bingen - Claude METTRA - JEROME MILLON Traduction du latin Pierre MONAT - ED MILLON p. 219.

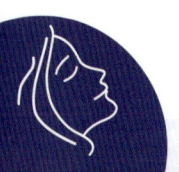

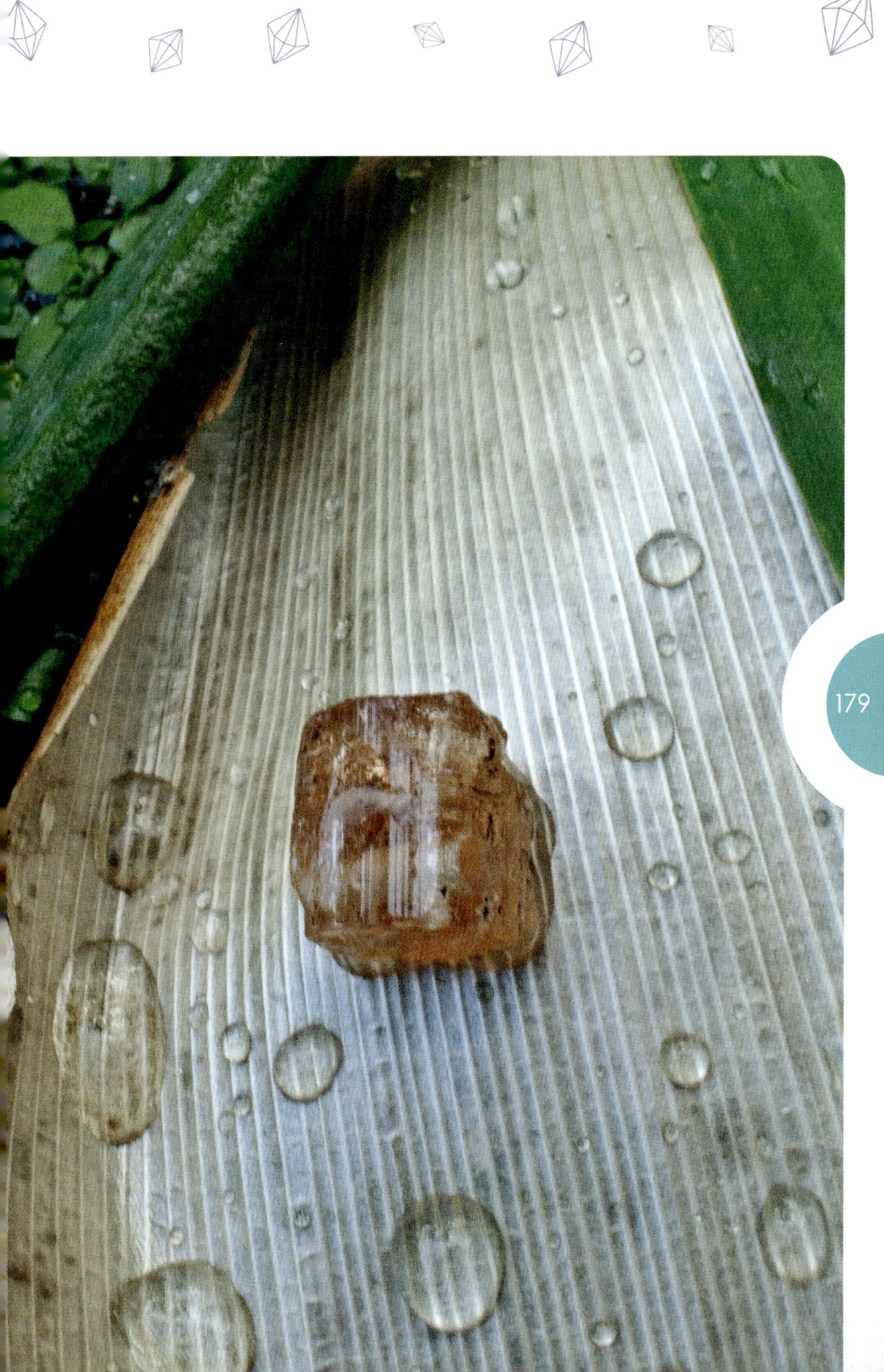

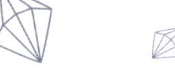

CONSEIL UNIVERSEL POUR LES YEUX

TOPAZE

Actions
- Action sur les yeux
- Conseil universel pour les yeux

Mode d'emploi
- Pierre de topaze

Contre indications

-

Indications principales
- Vue qui baisse en raison de l'âge
- En cas de tension dans les yeux
- Pour ralentir le vieillissement du cristallin
- A tester pour tous les problèmes de vue

À retenir
- Conseil universel pour les yeux +++
- Vue qui baisse ++
- Vieillissement du cristallin +++

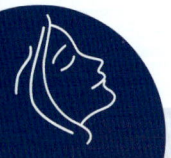

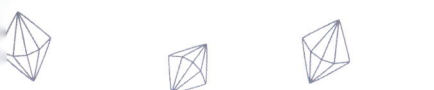

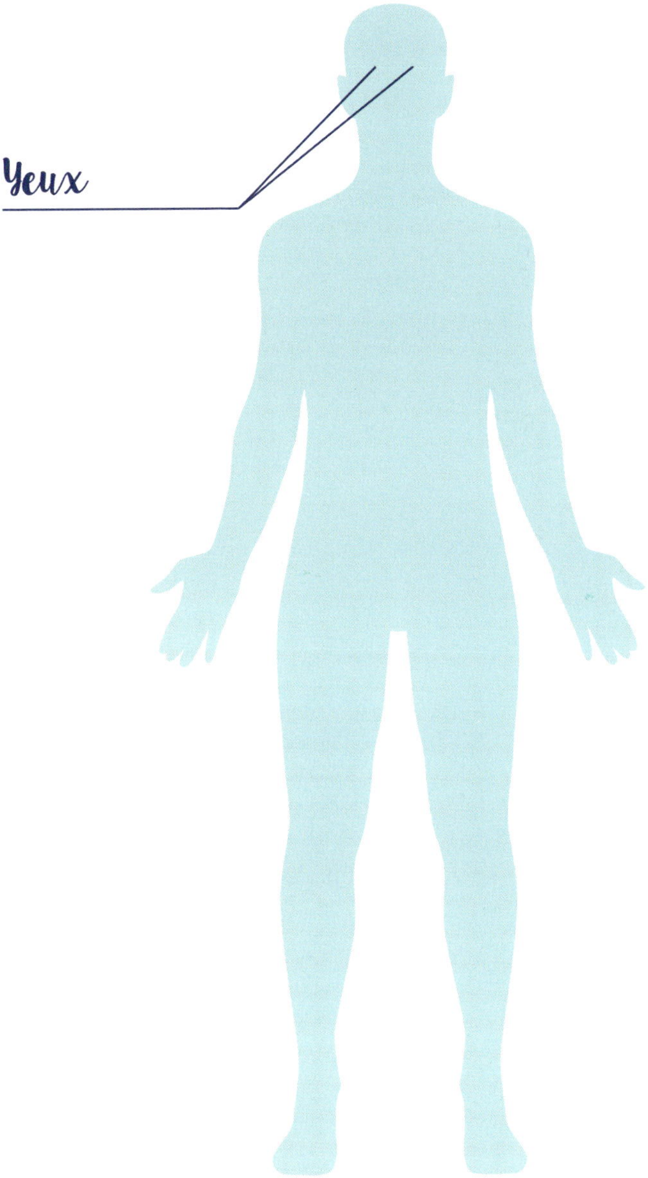

Yeux

VIN A LA TOPAZE

Préparation :
2 min

Repos :
3 jours
et 3 nuits

A tester :
pendant 3 mois,
à faire 5 fois par jour
pendant 5 jours,
observer
3 jours de repos
et recommencer

Les p'tits +

- conseil universel
pour les yeux

Recette :

- une pierre de topaze
- 30 ml de vin blanc ou rosé bio

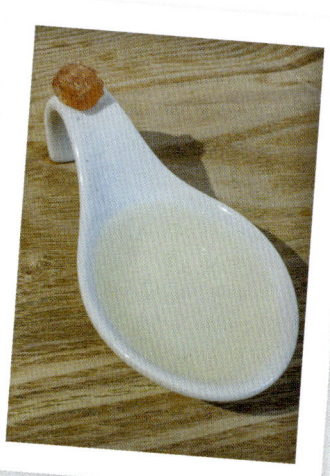

En pratique :

Passer sur les paupières la topaze humidifiée avec le vin, matin et soir et même jusqu'à 5 fois par jour si l'on peut.

Astuces :

Pour renforcer l'action au niveau des yeux, on peut laisser la topaze en permanence dans le vin (prévoir 500 ml) dans ce cas et appliquer la préparation à l'aide de la pierre plusieurs fois par jour sur les paupières.

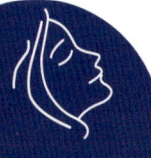

22 Or

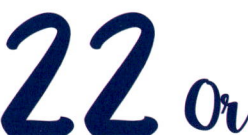

Pépites, grains, paillettes, de tout temps, les chercheurs d'or ont exploré et trouvé le précieux métal.

Chez Hildegarde de Bingen, on choisira de préférence l'or issu des rivières qui est plus pur.

Il est déconseillé d'utiliser l'or ayant subi un traitement électrolytique.

Le mot « Or » provient du terme « *Aurum* » en latin. L'or a toujours fasciné dans le monde et fascine autant aujourd'hui !

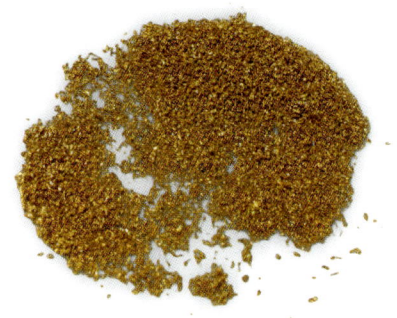

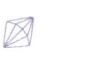

Où trouver de l'Or ?

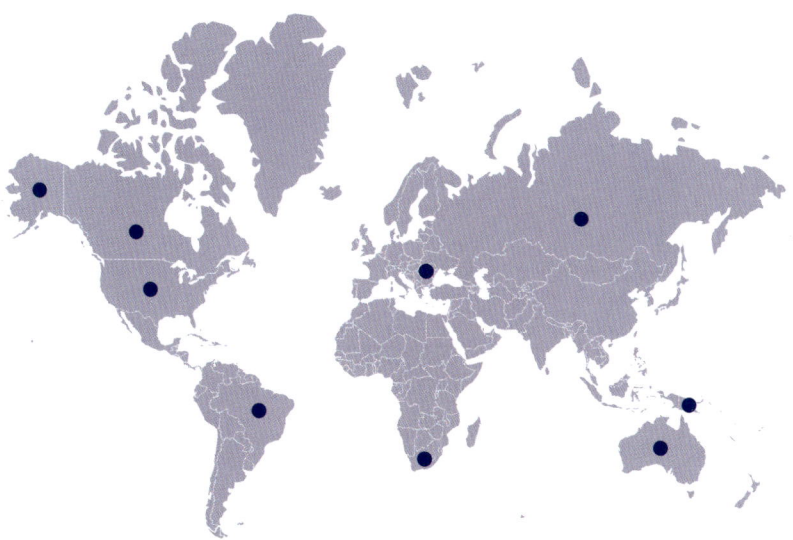

PARTOUT, Afrique du Sud, Australie, Russie, Brésil, Canada, Etats-Unis, Roumanie, Alaska, Papouasie-Nouvelle-Guinée

Selon Hildegarde de Bingen :

« L'or est chaud ; il a une nature semblable à celle du soleil et il se rattache à l'air. »

Source : Les subtilités des créatures divines Hildegarde de Bingen - Claude METTRA - JEROME MILLON Traduction du latin Pierre MONAT - ED MILLON p. 243.

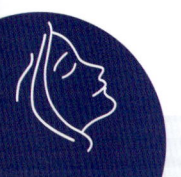

© Hildegarde et les pierres

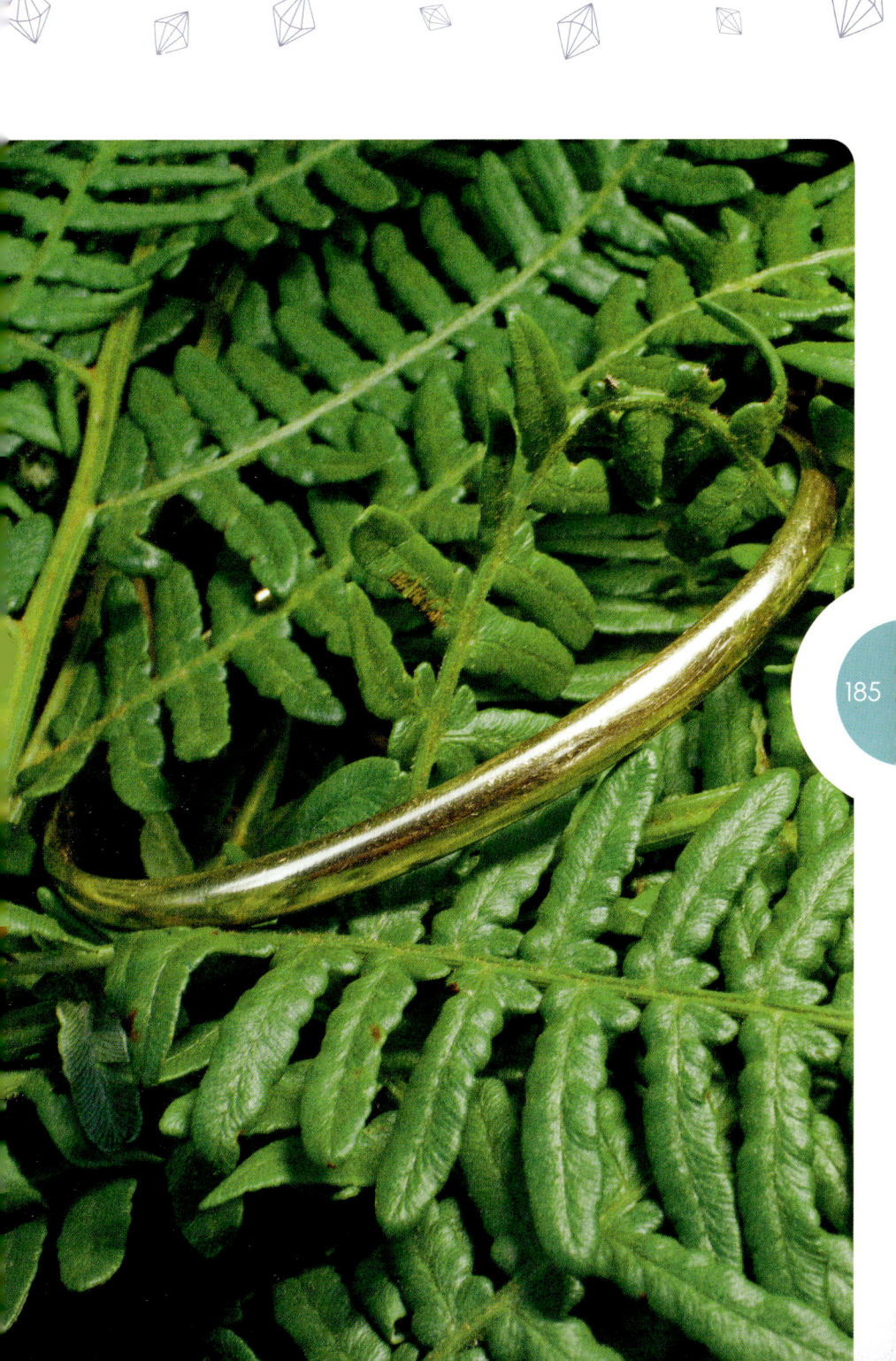

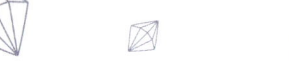

OR

Actions
- Désordre immunitaire
- Sensibilité aux allergènes
- Estomac
- Peau
- Articulation
- Transit rapide

Mode d'emploi
- Un morceau d'or ou pépites d'or (vin à l'or)
- 1,2 g de poudre d'or (pains à l'or)

Contre indications
- Veiller à ne pas ingérer le morceau d'or
- Le vin à l'or ne doit pas être conseillé chez la femme enceinte et allaitante

Indications principales
- Aide à réguler le système immunitaire
- Stimule le système immunitaire
- En cas de sensibilité aux allergènes de toute nature
- Apaise en cas de sensation de feu dans l'estomac
- En cas de rougeurs sur la peau
- Apaise les douleurs des articulations
- Stoppe le transit rapide accompagné de nausées et d'inconfort au niveau de la tête

À retenir
- Immunité +++
- Sensibilité aux allergènes +++
- Peau réactive +++

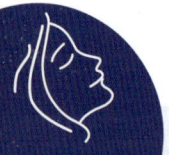

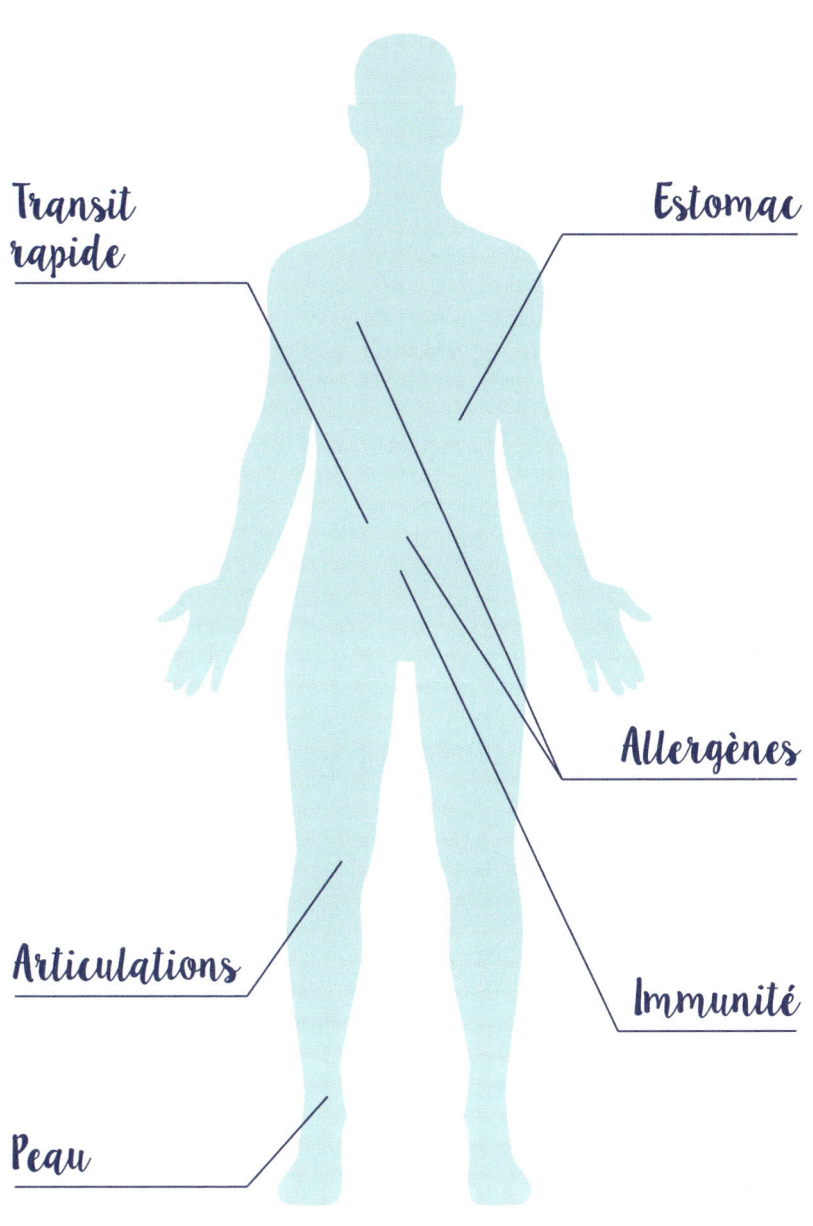

Transit
rapide

Estomac

Allergènes

Articulations

Immunité

Peau

Préparation :
25 min

Repos :
20 min

A tester :
sur 3 semaines,
prendre la recette
une fois par jour

Les p'tits +

- idéal en cas de sensibilité aux allergènes
- si sensation de brûlure dans l'estomac
- en cas de plaques rouges sur la peau, douleurs articulaires
- en cas de transit rapide accompagné de nausées et de maux de tête

VIN A L'OR

Recette :

- Or (morceau ou pépites d'or)
- plaque de cuisson
- 250 ml de vin muscat bio

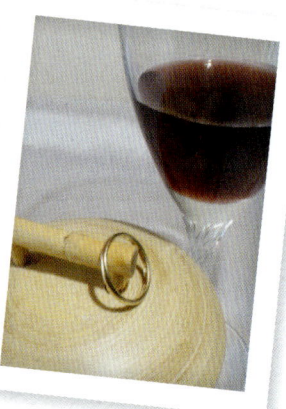

En pratique :

Mettre à chauffer l'or sur une plaque de cuisson puis le déposer dans le vin et laisser refroidir. Boire à petites gorgées.

Astuces :

On peut trouver de l'or naturel en vente en pépites, il faut compter un budget de 350 € pour 1 g. A vérifier, en fonction du cours de l'or.

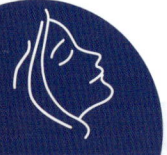

188

PETITS PAINS A L'OR

Préparation :
30 min

Recette :

- 1,2 g de poudre d'or
- eau
- 30 g de farine d'épeautre non hybridé T65

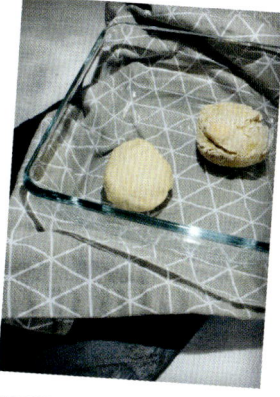

A prendre à jeun.

Le 1er jour, on prendra le petit pain non cuit et le 2e jour, le petit pain cuit

En pratique :

Préparer deux pains.

1er pain : mélanger 0,6 g de poudre d'or avec l'eau et 15 g de farine d'épeautre non hybridé.

2e pain : Faire de même et cuire à 180° pendant 25 minutes.

Les p'tits +

- en cas de désordre immunitaire, quelle que soit l'origine du problème

Astuces :

Recette surprenante à tester pour son efficacité à réguler et augmenter le système immunitaire.

Partie 3

Mes tableaux pratiques pour trouver de suite le bon conseil !

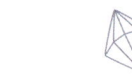

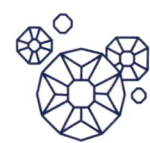

Les inconforts de tous les jours

ACTIONS	CONSEILS SELON HILDEGARDE DE BINGEN	+ DE DETAILS
ARTICULATION	CHRYSOPRASE SAPHIR	p. 85 p. 159
COEUR	CHRYSOLITHE EMERAUDE	p. 77 p. 113
CONCENTRATION	SAPHIR	p. 159
COUP DE FROID	RUBIS	p. 153
DOULEURS	JASPE RUBIS	p. 125 p. 153
ESTOMAC	AMBRE EMERAUDE ONYX	p. 47 p. 113 p. 135
GORGE	CRISTAL DE ROCHE	p. 99
IMMUNITE	OR SARDONYX AMETHYSTE EMERAUDE	p. 183 p. 171 p. 55 p. 113
INTESTIN	AMBRE CRISTAL DE ROCHE SARDONYX	p. 47 p. 99 p. 171
JEUNER	DIAMANT PERLES D'EAU DOUCE	p. 107 p. 141

192

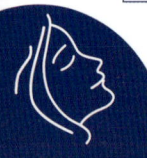

ACTIONS	CONSEILS SELON HILDEGARDE DE BINGEN	+ DE DETAILS
MEMOIRE	CHRYSOLITE	p. 77
NERF SCIATIQUE	JASPE	p. 125
NERFS ET CONVULSIONS	CHRYSOPRASE	p. 85
NEZ	JASPE	p. 125
ONDES ELECTROMAGNETIQUES	CALCEDOINE AMETHYSTE RUBIS	p. 69 p. 55 p. 153
OREILLE	JASPE	p. 125
PEAU	SARDONYX AGATE AMETHYSTE OR	p. 171 p. 39 p. 55 p. 183
POUMON	PRASE	p. 147
SANG	CORNALINE	p. 93
SENSIBILITE ALIMENTAIRE	PRASE OR	p. 147 p. 183
SENSIBILITE AUX ALLERGENES	PRASE OR	p. 147 p. 183
TEMPERATURE	CHRYSOLITHE ONYX PERLE	p. 77 p. 135 p. 141
TETE	PERLE RUBIS	p. 141 p. 153
THYROIDE	CRISTAL DE ROCHE	p. 99
VOIES URINAIRES	AMBRE	p. 47
YEUX	TOPAZE HYACINTHE SAPHIR	p. 177 p. 119 p. 159
5 SENS	SARDONYX	p. 171

193

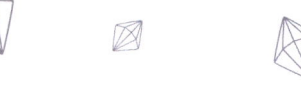

Gestion des émotions

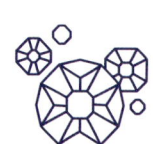

SON RESSENTI PERSONNEL	CONSEILS SELON HILDEGARDE DE BINGEN	+ DE DETAILS
ACCES DE COLERE	SARDONYX AIGUE-MARINE CALCEDOINE CHRYSOPRASE	p. 171 p. 63 p. 69 p. 85
TIMIDITE	AGATE	p. 39
PEUR D'UN EXAMEN SCOLAIRE	AGATE	p. 39
RESTER CALME EN TOUTE CIRCONSTANCES	SARDONYX	p. 171
MAITRISE DE SOI	SARDONYX	p. 171
DISCIPLINE	SARDONYX	p. 171
RENFORCE LE CONTROLE DE SOI-MEME ++	AGATE SARDONYX	p. 39 p. 171
AIDE A MIEUX GERER SON STRESS EN CAS DE SITUATION INHABITUELLE ++	AGATE AIGUE-MARINE	p. 39 p. 63
POUR AVOIR DE LA PATIENCE	AIGUE MARINE	p. 63

194

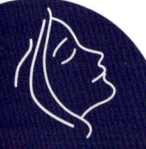

SON RESSENTI PERSONNEL	CONSEILS SELON HILDEGARDE DE BINGEN	+ DE DETAILS
PRISE DE PAROLE EN PUBLIC	CALCEDOINE	p. 69
HUMEUR VARIABLE ET STRESS	CALCEDOINE	p. 69
TRISTESSE	ONYX	p. 135

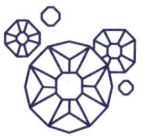

Les principales actions des pierres

PIERRES	INDICATIONS PRINCIPALES			+ DE DETAILS
AGATE	RENFORCE LE CONTROLE DE SOI-MEME ++ ADDICTION +	PIQURES VENIMEUSES +++	AIDE A MIEUX GERER SON STRESS EN CAS DE SITUATION INHABITUELLE ++	p. 39
AMBRE	ESTOMAC ++	INSTESTIN ++	VOIES URINAIRES +++	p. 47
AMETHYSTE	ELIMINITATION DES TOXINES DE LA PEAU ++	PIQURES ET CHOCS ++	SYSTEME IMMUNITAIRE +	p. 55

195

PIERRES	INDICATIONS PRINCIPALES			✚ DE DETAILS
AIGUE-MARINE	« POUR AVOIR UNE PATIENCE D'ANGE » +	UTILE POUR LA COLERE ++	POUR SUPPORTER AVEC CALME UNE SITUATION DIFFICILE ++	p. 63
CALCEDOINE	PRISE DE PAROLE ++	HUMEUR VARIABLE ET STRESS ++	COLERE +++	p. 69
CHRYSOLITHE	ACTION POSITIVE SUR LA MEMOIRE ! ++	CŒUR (DOULEUR « POINTE IN-TERCOSTALE ») ++	TEMPERATURE ELEVEE ++	p. 77
CHRYSOPRASE	DOULEURS ARTICULAIRES +++	PREVENTION DES CRISES EPILEPTIQUES +	COLERE FREQUENTE +	p. 85
CORNALINE	SANG EMIS PAR LE NEZ DE FACON OCCASIONELLE +++	SANG EMIS PAR LE NEZ FREQUEM-MENT* +++	EN PREVENTION +++	p. 93
CRISTAL DE ROCHE	EQUILIBRE THYROIDE ++	GORGE +	TRANSIT +	p. 99
DIAMANT	SEVRAGE UNIVERSEL + ADDICTION ++	APPETIT (Réguler) +++	PREVENTION CERVEAU ++	p. 107
EMERAUDE	EQUILIBRE GASTRO-CARDIAQUE +++	IMMUNITE +	VIRUS +	p. 113

* consulter un médecin pour déterminer la cause.

196

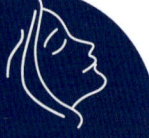

© Hildegarde et les pierres

PIERRES	INDICATIONS PRINCIPALES			+ DE DETAILS
HYACINTHE	VUE +	BAISSE VISUELLE DUE A L'AGE +	CONSEIL UNIVERSEL POUR LES YEUX +	p. 119
JASPE	DOULEURS +++	NERF SCIATIQUE +++	NEZ QUI COULE +++	p. 125
ONYX	TEMPERATURE ++	ESTOMAC ++	TRISTESSE +	p. 135
OR	IMMUNITE +++	SENSIBILITE AUX ALLERGENES +++	PEAU REACTIVE +++	p. 183
PERLE D'EAU DOUCE	EAU PURIFIEE +	TEMPERATURE ET MAL A LA TETE ++	ACCOMPAGNE-MENT DU JEUNE +	p. 141
PRASE	SENSIBILITE RESPIRATOIRE +++	SENSIBILITE ALIMENTAIRE ++	TENDANCE REACTIVE EXCESSIVE ++	p. 147
RUBIS	DOULEUR DE LA TETE +++	ONDES ELECTRO-MAGNETIQUES ++	COUP DE FROID ++	p. 153
SAPHIR	YEUX ++	ARTICULATIONS ++	CONCENTRATION +	p. 159
SARDOINE	OREILLE +	TROUBLES AUDITIFS +	/	p. 165
SARDONYX	MAITRISE DE SOI +++	5 SENS +++	SYSTEME IMMUNITAIRE ++	p. 171
TOPAZE	CONSEIL UNIVERSEL POUR LES YEUX +++	VUE QUI BAISSE ++	VIEILLISEMENT DU CRISTALLIN +++	p. 177

Conclusion :

5 conseils pour commencer de suite

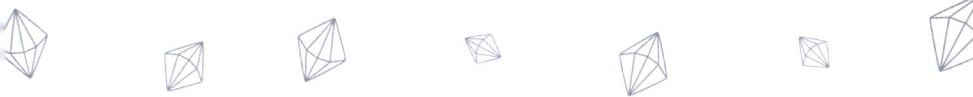

Avant de terminer, voici un petit rappel des fondamentaux pour bien utiliser les pierres au quotidien !

1 Choisir des pierres naturelles, non teintées pour faire ses préparations.

2 Intégrer la lotion à l'améthyste chaque jour pour l'entretien et le démaquillage de la peau.

3 Porter une calcédoine ou boire son eau afin de rester calme et détendu en toutes circonstances.

4 Tester les recettes pour les bobos du quotidien, c'est naturel et sans effets secondaires pour la santé !

5 Porter les pierres qui vous attirent visuellement. Choisir ainsi chaque matin la pierre qui vous accompagnera tout au long de la journée !

Et oui, les pierres sont belles et bien actives !

C'est le bon moment pour créer sa trousse familiale personnalisée !

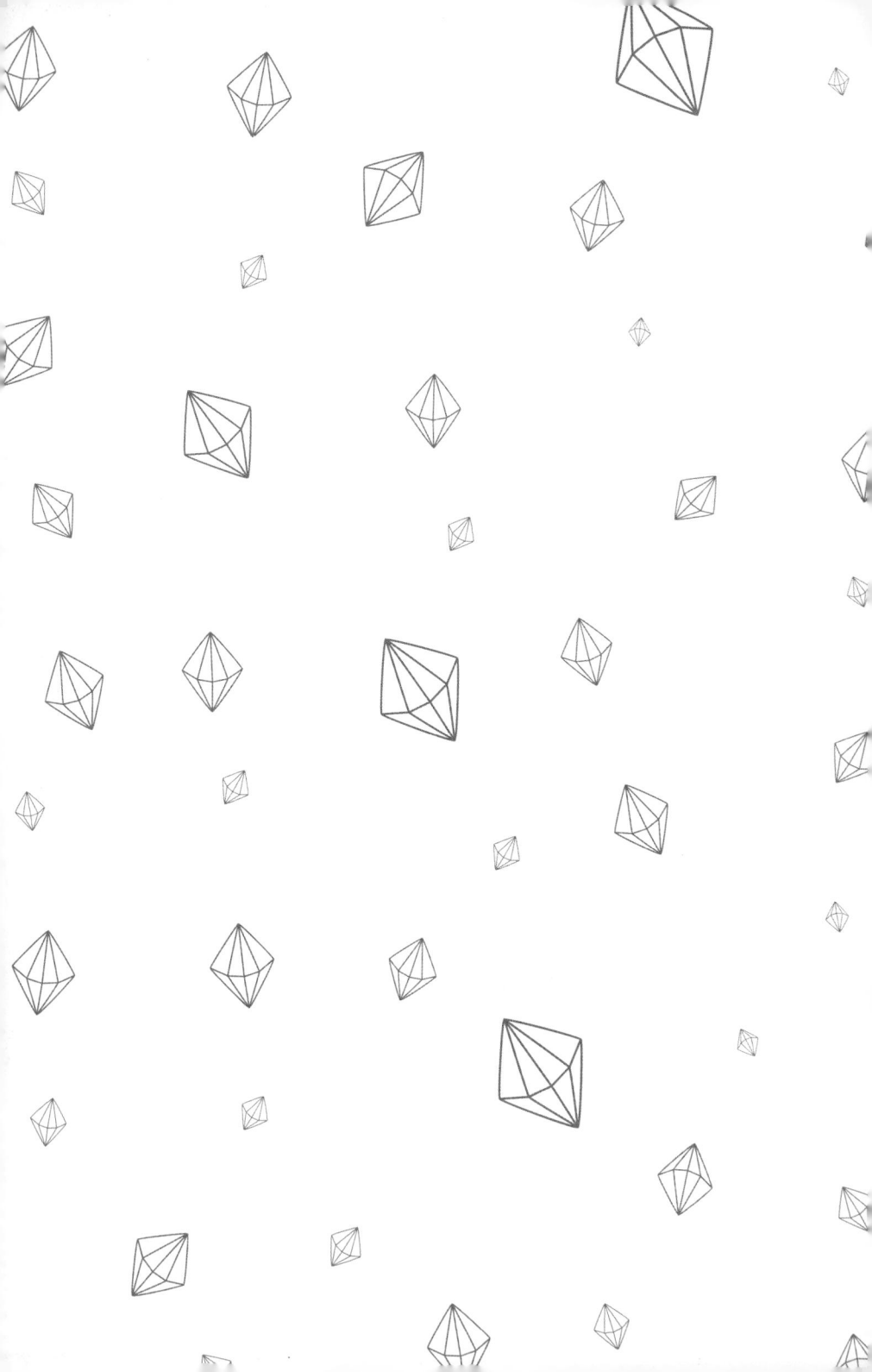

Adresses utiles & Bibliographie

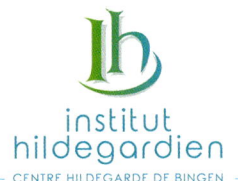

institut hildegardien
— CENTRE HILDEGARDE DE BINGEN —

- *1ᵉʳ centre francophone depuis 2006*
  - Formations (naturopathie, professionnels de santé...)
  - Editions IH
  - Boutique (pierres, livres, coffrets...)

  Tél : 0033 (0)297628581
  www.institut-hildegardien.com

SUIVEZ L'ACTUALITÉ SUR **f**, **P**
ET SUR LA CHAÎNE **▶ YouTube**

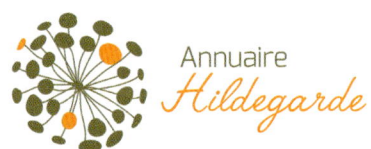

Annuaire *Hildegarde*

- *1ᵉʳ annuaire francophone des professionnels*
  Pour trouver les produits recommandés, pour participer à un atelier cuisine, pour suivre l'actualité francophone et internationale :

  www.annuairehildegarde.com

SUIVEZ L'ACTUALITÉ
ÉGALEMENT SUR **f**

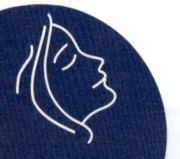

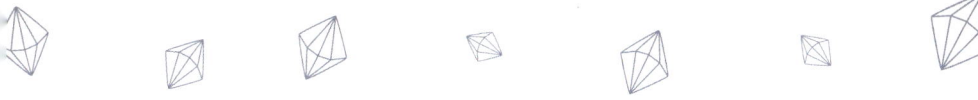

Sources des extraits des citations en français :

- Le livre des subtilités des créatures divines
Hildegarde de Bingen - Claude Mettra - Jérôme
Millon - Traduction du latin : Pierre Monat - Editions
MILLON - Année d'édition : 1996

- Médecine des pierres précieuses de Ste Hildegarde
Dr HERTZKA et Dr STREHLOW - ED RESIAC - Année
d'édition : 1994

Autres références utilisées pour la rédaction de ce livre :

- Dr Strehlow. Die Edelstein-Heilkunde der Hildegard Von
Bingen - Editions Lüchow - Année de parution : 2009

- Dr Strehlow. Hildegard-Heilkunde von A bis Z -
Editions Knaur - Année de parution : 1993

- Dr Hertzka et Strehlow. Große Hildegard-Apoteke -
Editions Hermann Bauer - Année de parution : 2015

- Hildegard Von Bingen Heilsteine einfach anwenden
Brigitte Pregenzer - Editions Tyrolia - Année de
parution : 2015

- Le pouvoir des couleurs Karen Haller - Editions Fisrt -
Année de parution : 2019

- Le site de l'association française de gemmologie

- Guide Delachaux Pierres précieuses : Pierres fines et
ornementales - W. Schumann - Editions Delachaux
et Niestle - Année de parution : 2009

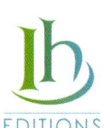

© Copyright 2020 : EDITIONS IH – SARL Institut Hildegardien
149 av. du Maine 75014 Paris, France - Tél : 0033 (0)297628581
N° Editeur : 978-2-9551554 - EAN : 9782955155448 - ISBN : 978-2-9551554-4-8

Texte : © Copyright 2021 Mélody MOLINS

Relecture : Sandra GUERIN

Illustrations : Shutterstock - Photos : Lucie HEDAN

Dépôt légal : Février 2021 - 6 000 exemplaires

Création Golf' Imprim - Vannes
Achevé d'imprimer en mars 2021 par Golf' Imprim - Vannes

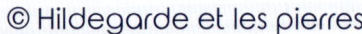

© Hildegarde et les pierres

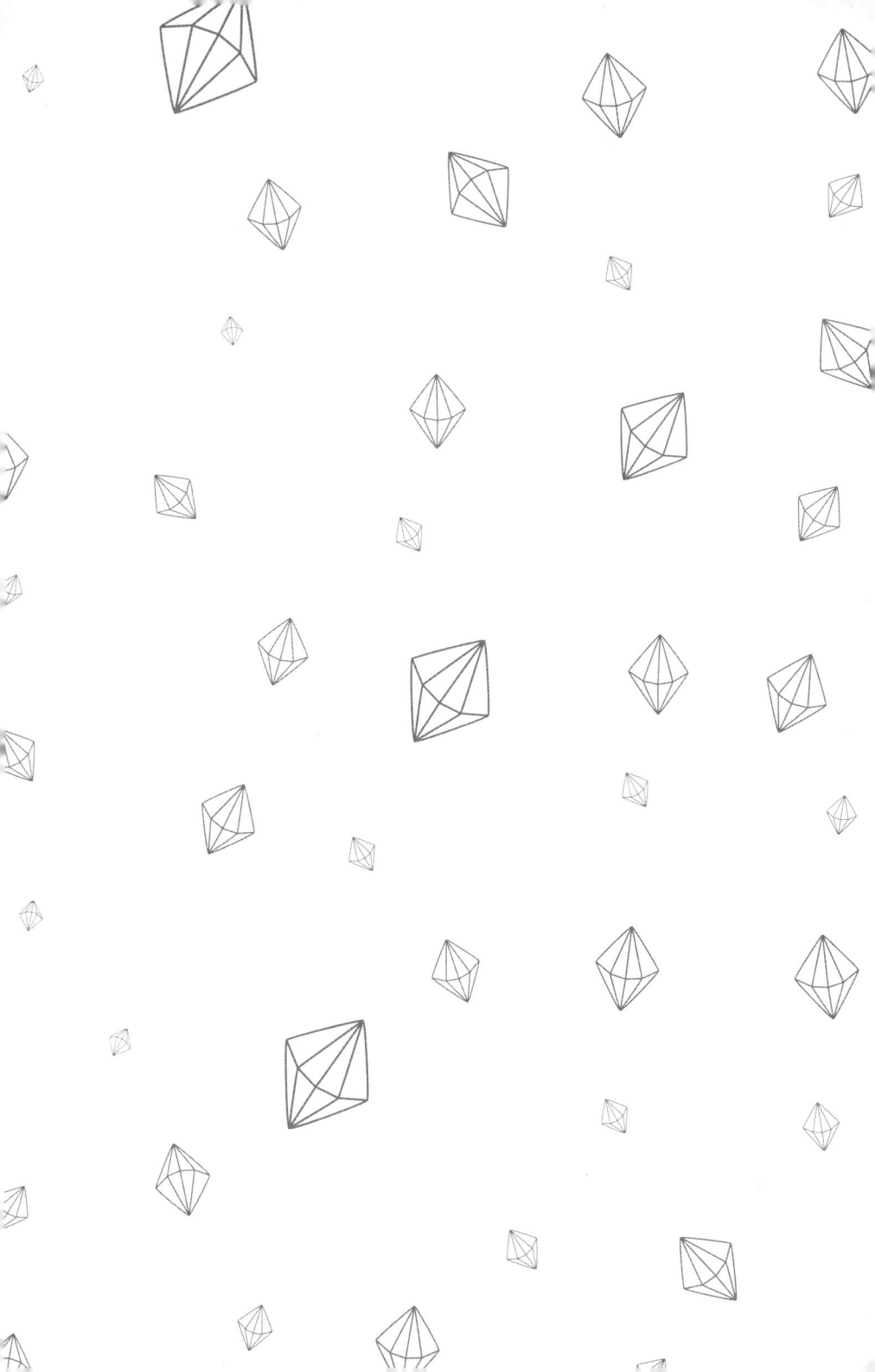

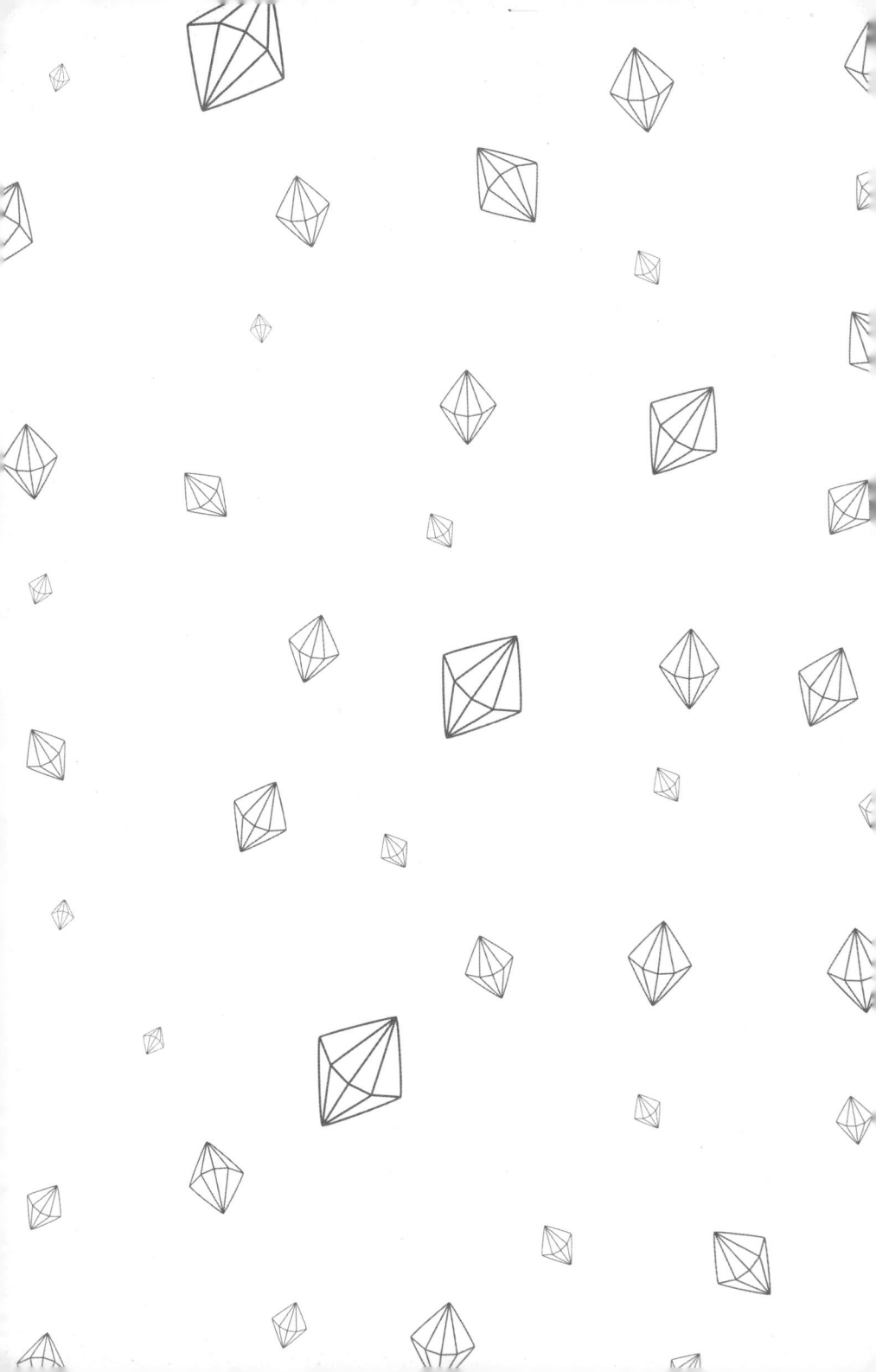